Mike Mandl

Die Leber und die Laus

Was unsere Organe zu sagen haben

Mit Illustrationen von Bia Grabner

Haftung: Alle Angaben in diesem Buch sind nach bestem wissenschaftlichen Können des Autors gemacht. Weder der Verfasser noch der Verlag können für Angaben über Dosis und Wirkung Gewähr übernehmen. Es bleibt in der alleinigen Verantwortung des Lesers, diese Angaben einer eigenen Prüfung zu unterziehen. Auf die geltenden gesetzlichen Bestimmungen wird ausdrücklich hingewiesen.

Waidern 42, 4521 Schiedlberg/Österreich
e-Mail: office@bacopa.at, verlag@bacopa.at
www.bacopa.at

ISBN 9783991140351
4. Auflage, 2025

Printed in the European Union

Dank an meine Organe

Ihr schenkt mir Leben und Erleben. Ihr unterstützt und begleitet mich.
Ihr gebt mir Botschaften und Aufgaben. Ihr seid einfach da für mich.

Dank an meine Familie

Linde, Klaus, Andrea, Kirsten, Malia, Phoenix, Ronja

Dank an meine Weggefährt:innen

Gemeinsamkeit verbindet.

Danke all meinen Lehrer:innen und Klient:innen

Ihr ermöglicht mir, das zu tun, was ich von Herzen liebe.
Ihr macht die Materie lebendig und beweist Tag für Tag, was für eine Kraft, Tiefe und Wahrheit die Traditionelle Chinesische Medizin birgt.

Inhalt

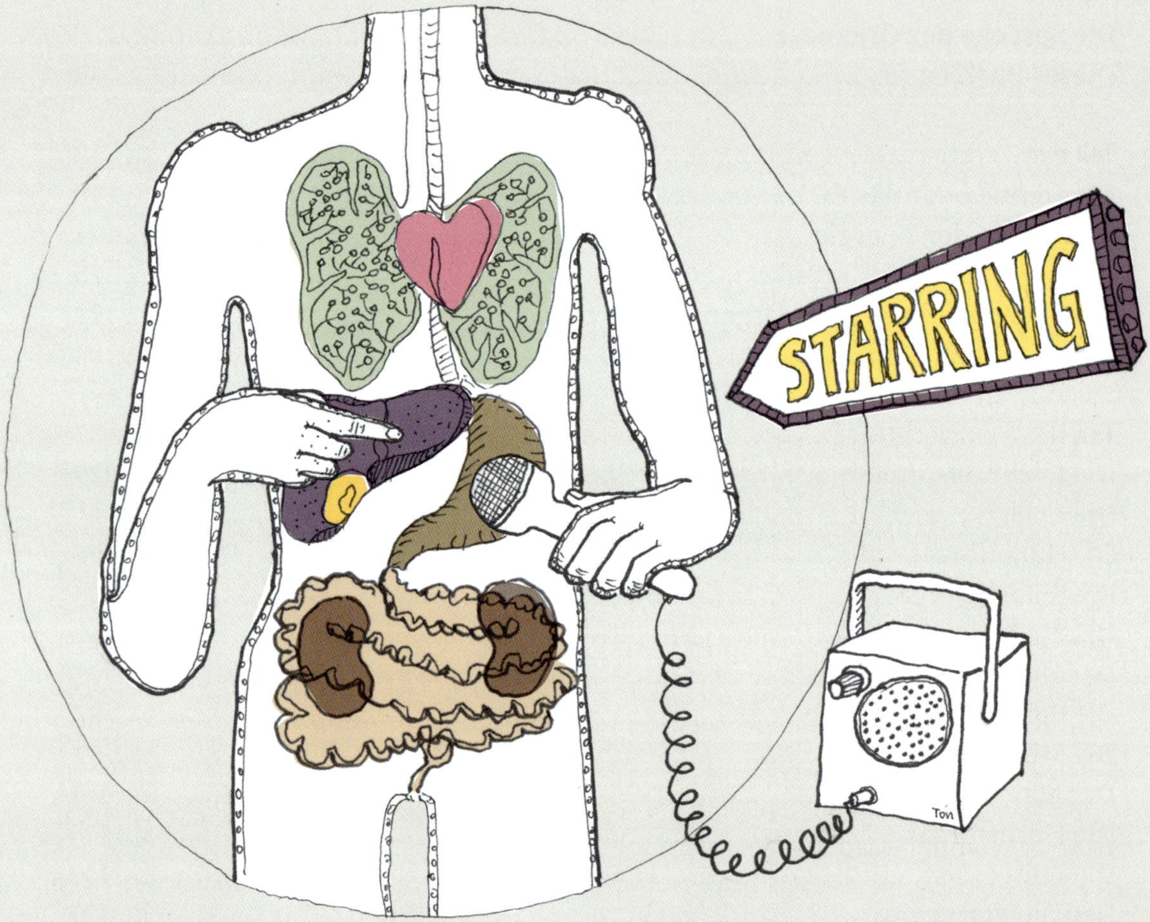
STARRING
Ton

Die Sprache der Organe

Unsere Organe sind ganz schöne Plaudertaschen. Mehr oder weniger ohne Pause kommunizieren sie miteinander. 24 Stunden am Tag. Sieben Tage die Woche. Vom ersten bis zum letzten Atemzug. Unsere Organe tauschen permanent eine unvorstellbare Fülle an Informationen aus, sie stimmen sich kontinuierlich aufeinander ab, in kleinsten Nuancen wie im großen Ganzen. Im Körper redet jeder mit jedem und es gibt viel zu erzählen. Unsere Körpersprache ist die meistgesprochene Sprache der Welt und setzt sich aus Nervenimpulsen, Botenstoffen und Hormonen zusammen. **Das klar erklärte Ziel dieses munteren Gesprächsreigens: Unsere Lebensfunktionen aufrechtzuerhalten, für Gesundheit und Vitalität zu sorgen, Krankheiten zu vermeiden.**

Die Sprache des Körpers ist allerdings eine Sprache, die nicht nur der organinternen Kommunikation dient, sie spricht auch direkt zu uns, zu unserer Zentrale: unserem Bewusstsein. Sie hat Botschaften an uns als gesamte Person. Wir haben jedoch verlernt, auf diese zu hören. Erst, wenn die Lautstärke unangenehm und aufdringlich geworden ist, fällt uns auf, dass uns unsere Organe schon die längste Zeit äußerst wichtige und ernst zu nehmende Informationen übermitteln wollten.

Dass sie uns dringend wissen lassen wollten, dass irgendwo irgendetwas nicht stimmt. Dass das ebenso sensible wie dynamische Gleichgewicht unseres Gesamtsystems drauf und dran ist zu kippen, sprich Handlungsbedarf, jetzt! Wir mögen uns gegenüber diesen Aufforderungen vielleicht taub stellen, es gilt jedoch: Wer nicht hören will, muss fühlen. Und das tun wir dann auch. Früher oder später. Wir fühlen die Konsequenzen der Ignoranz gegenüber unserer Körpersprache in Form von leichten bis aufdringlichen Beschwerden: Dann sind wir auf einmal knochenmüde oder antriebslos, dann hängt die Immunität über Wochen schwer in den Seilen. Erkältungen geben sich munter die Klinke in die Hand. Oder die Verdauung spielt nach jedem Essen, nach jedem Ärger, nach jedem Kaffee, nach jeder Zigarette verrückt. Vielleicht ist auch ein hinterlistiges Kopfweh drauf und dran, uns beherzt den Schädel zu sprengen, während der Tinnitus genauso fröhlich wie laut den Marsch der Verzweiflung dazu pfeift. Im schlimmsten Fall werden wir mit schwerwiegenden gesundheitlichen Problemen konfrontiert.

Zuerst war da nur ein leichtes Druckgefühl im Bauch. Vielleicht auch vermehrtes Aufstoßen. Eine kleine Vorwarnung. Ein Schuss vor den Bug. Ändern wir jedoch trotz der vorhandenen Signale nicht und nicht den Kurs, dann kann es sein, dass uns plötzlich eine ausgewachsene Gastritis plagt. Die Rechnung liegt nun auf dem Tisch. Deutlich und mit Nachdruck. Oder: Das Herz darf natürlich hin und wieder einmal rasen, im Brustkorb kann es schnell einmal eng werden, das kann passieren, wenn uns der Stress im Würgegriff hat, das kann man übergehen. Einmal? Zweimal? Dreimal? Bremsen wir uns aber nicht rechtzeitig ein, ändern wir trotz des nicht zu ignorierenden Klopfens unseren Lebensstil keinen Millimeter, bleiben wir hartnäckig und starrköpfig am Gaspedal, dürfen wir uns dann wirklich wundern, wenn der alles entscheidende Motor irgendwann einmal stolpert und von selber stehen bleibt? Mit Hochgeschwindigkeit in den Kolbenreiber, weil man das schleifende Geräusch des zentralen Antriebssystems lange Zeit nicht ernst genug genommen hat.

Klar, die verzweifelten Hilferufe aus dem Körper bleiben im omnipräsenten Lärm des Alltags und im Strudel der immer schneller werdenden Anforderungen des Lebens zu oft unter dem Radar der Wahrnehmung. Manchmal ist es dann einfach zu spät. **Wir haben's Dir ja gesagt, sagen die Organe. Wir haben's leider nicht gehört, sagen wir. Wir können das ändern, sage ich.**

Wobei: Das sage nicht nur ich, das sagt vor allem auch die Medizin in aller Deutlichkeit und Dringlichkeit. Ein Zwicken hier, ein Zwacken dort, das sollte man sich unbedingt anschauen lassen. Besser heute als morgen. Vorsorge statt Sorge. Ist logisch. Macht Sinn. Das ist die eine Ebene, die der physischen Gesundheit. Die andere? Organe melden sich nicht nur dann zu Wort, wenn im Bereich der körperlichen Prozesse etwas zu entgleisen droht. Sie melden sich auch und vor allem dann, wenn es uns nicht gut geht. Emotional, geistig, spirituell. Wenn uns im Leben etwas Entscheidendes fehlt. Leichtigkeit zum Beispiel. Oder Sinn. Oder Erfüllung. Wenn wir in Summe weit davon entfernt sind, unser Potenzial als Mensch zu entfalten, um dieses freudvoll ins Leben einzubringen. Wenn es um Gesundheit im ganzheitlichen Sinn geht: um ein Wohlfühlen und ein Wachstum auf allen Ebenen. Um Zufriedenheit und Glück. Was fehlt uns dazu?

Ja, was fehlt Dir eigentlich? Was fehlt Dir wirklich? Das können uns unsere Organe sagen. Wenn wir lernen, ihnen zuzuhören. Wenn wir lernen, sie zu verstehen. Wenn wir lernen, uns selber zu verstehen. Denn die Sprache der Organe – die Nervenimpulse, Botenstoffe und Hormone – beeinflusst nicht nur unsere Gesundheit, sondern genauso unser Fühlen, unser Denken, unser gesamtes Sein – wie dieses wiederum die Organe beeinflusst.

Zwischen Körper und Geist findet eine permanente Kommunikation statt. Zwischen unten und oben. Zwischen oben und unten. Dieses Buch versteht sich als Dolmetscher und Coach, um den Austausch mit und die Beziehung zu unseren Organen zu optimieren und sie nicht nur als in der Dunkelheit des Brustkorbs und der Abgeschiedenheit des Bauchbereichs stur vor sich hin werkende physiologische Funktionseinheiten zu sehen. Das ist zwar ein wesentlicher Aspekt von Organen, aber Organe sind weit mehr als das. Sie haben Gefühle. Sie haben Meinungen. Sie stehen direkt mit unserem Leben in seiner Gesamtheit in Verbindung. Sie können ein Gradmesser und ein Spiegel dafür sein, wie wir wirklich im Leben stehen und welche Aufgaben wir zu bewältigen haben.

Wenn wir bereit sind, uns darauf einzulassen, dann werden wir feststellen, dass unsere Organe wertvolle und weise Botschafter:innen sind, die uns nicht nur darauf hinweisen, wenn wir in Bezug auf unseren Lebensstil etwas falsch gemacht haben, sondern auch, welchen Weg wir in Bezug auf unser Verhalten, in Bezug auf unsere Geisteshaltung einschlagen sollten, um wahre Gesundheit auf allen Ebenen zu finden. Sie können klare und liebevolle Wegweiser sein, die uns über allfällige Hürden hinweghelfen und lästige Hindernisse beseitigen. Sie können wesentlich dazu beitragen, unsere Existenz in all ihren Facetten zu meistern. Sie ermöglichen uns den Sprung vom nackten Überleben zum erfüllten (Er-)Leben. Ein äußerst spannendes Abenteuer, zu dem ich Dich ganz herzlich einladen möchte.

Mike Mandl

Dieses Buch ist für …

… alle, die gerne mehr Verantwortung für ihre Gesundheit übernehmen wollen.

Wie so oft merken wir den Wert einer Sache erst dann, wenn sie uns abhanden kommt. Das trifft vor allem auf die Gesundheit zu, von der es nicht zu Unrecht heißt, dass sie unser höchstes Gut ist. Was tust Du, um Dir Deine Gesundheit zu erhalten? Was tust Du, um Deine Gesundheit zu verbessern? Denn Gesundheit ist nicht bloß die Abwesenheit von Krankheit. Gesundheit ist ein Zustand von umfassendem Wohlbefinden. Gesundheit ist, wenn Du gut drauf bist. Gesundheit ist, wenn Du viel Energie hast. Wenn Du untertags fokussiert und konzentriert Deinen Tätigkeiten nachgehen kannst. Wenn Dein Schlaf tief und erholsam ist. Wenn Du zufrieden mit Dir und Deinem Leben bist. Wenn Du Glück in Deinen Beziehungen findest. Wenn Deine Sexualität erfüllend ist. Wenn Du Spaß im Beruf hast. Wenn Dein Beruf Deine Berufung ist. Wenn Du als Mensch wächst und kontinuierlich eine bessere Version Deiner selbst wirst.

Das alles zählt zur Gesundheit. Wie auch das Vermeiden von schweren Krankheiten im hohen Alter und die Verlängerung der aktiven Lebensspanne. Wie können wir uns diesem Zustand annähern? Und warum tun wir meist erst dann etwas, wenn Handlungsbedarf besteht, sprich Gebrechen an die Tür klopfen?

Klar, es gibt die großen Klassiker: Bewegung ist wichtig, Ernährung ist wichtig. Das Vermeiden von schädigenden Verhaltensweisen sowieso. Es gibt aber viele Leute, die beim Essen alles richtig machen, die keinen Food-Trend auslassen, die ihren Körper regelmäßig nach den neuesten Erkenntnissen der Wissenschaft trainieren, die der Verlockung von Süchten konsequent widerstehen können … und trotzdem so wirken, als würde eine übermotivierte Laus im Dauerlauf über ihre Leber traben. Umgekehrt gibt es Menschen, die scheinen alles falsch zu machen, sehen dabei aber so aus, als wären sie der Inbegriff des blühenden Lebens. Es gibt ihn nicht, den *einen* Schlüssel zur Gesundheit. **Gesundheit ist ein ganzheitlicher Zustand, der Körper, Geist und Gefühle integriert. Und unsere Organe sind die Schnittstelle dieser Dreifaltigkeit des Wohlbefindens.** Sie können uns nicht nur warnen, wenn etwas aus dem Ruder zu laufen droht. Sie können uns auch mitteilen, was uns genau fehlt, um einen Zustand umfassender physischer und psychischer Zufriedenheit zu erlangen. Dieses Buch will Dir die wichtigsten dieser Botschaften mit auf Deinen Weg geben.

... alle, die ihren Körper besser verstehen wollen.

Es gibt einen großen Formenkreis an Beschwerden, die mit keinen klaren Ursachen in Verbindung gebracht werden können. Trotzdem sind sie da. Sie können sogar ausgesprochen lästig sein und unseren Alltag und unser Wohlbefinden empfindlich stören. In der Medizin spricht man von somatoformen Störungen. Der Zustand unseres Geistes und der Zustand unserer Gefühle drückt sich über unseren Körper aus und hat einen direkten Einfluss auf das sensible Gleichgewicht unserer Organe. **Wir somatisieren („verkörperlichen") unser wahres Befinden.** Unser Körper zeigt dieses an. Wir verfrachten unseren Frust, unseren Ärger, unsere Angst, unseren Stress unsere Trauer und sonstige Lebensunzufriedenheiten in den Keller und lassen sie dort rumoren. Das kann uns auf den Magen schlagen. An die Nieren gehen. Die Galle hochkommen lassen. Das Herz einschnüren. Uns die Luft nehmen. **Verstehen wir die Sprache der Organe, kann uns das helfen zu erkennen, worum es bei den jeweiligen Beschwerden wirklich geht. Denn erst wenn die Psyche heil ist, kann das auch die Physis werden.**

Andererseits empfiehlt sich auch bei Krankheiten, die nicht psychosomatischer Natur sind, Gewohnheiten und Lebensstil zu hinterfragen und wo nötig zu verändern, denn Gesundheit ist ein multidimensionaler Zustand und gerade bei großen Herausforderungen sollte nichts unversucht bleiben, was Hilfe und Linderung bringen könnte. Die Sprache der Organe kann uns verdeutlichen, welche Verhaltensweisen einen direkten Bezug zu welchem Organ haben und wie sie dieses beeinflussen – zu dessen und damit unserem Nachteil oder bestmöglich unterstützend. Krankheiten gehören nicht einfach nur bekämpft. Wir sollten uns auch die Mühe geben, zwischen den Zeilen lesen zu lernen, um unseren Körper und seine Beschwerden bestmöglich zu verstehen.

... Therapeut:innen aller Stilrichtungen.

Ob Psychotherapeut:in oder Mediziner:in, ob Masseur:in oder Akupunkteur:in – ich lade Dich ein, mit mir gemeinsam die vielen spannenden Zusammenhänge zwischen Organfunktionen und psychologischen Aspekten zu erforschen. Das Verstehen dieser Zusammenhänge kann die therapeutische Arbeit vertiefen oder zu neuen Lösungsansätzen führen. Die Basis für dieses Verstehen liefert der Wissensschatz der Traditionellen Chinesischen Medizin. Ja. Manches davon mag chinesisch erscheinen. Aber gib Dir einfach einen Ruck. Sei neugierig. Beobachte. Es lohnt sich.

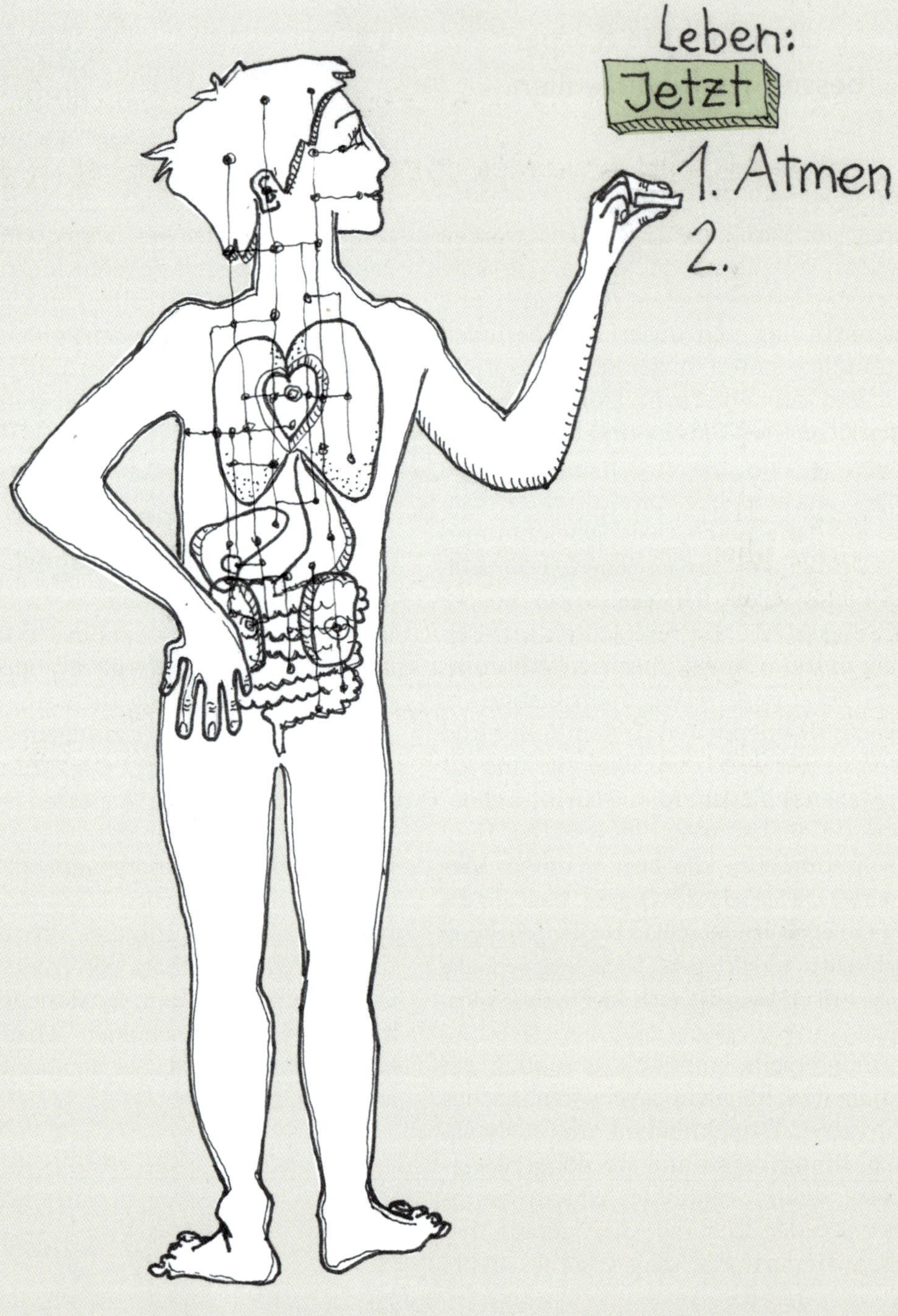
Leben:
Jetzt
1. Atmen
2.

Herzlich willkommen zu Teil I

Dieser erste von zwei Teilen macht Dich mit ein paar Grundlagen vertraut, die Dir zu einem besseren Verständnis der Sprache der Organe verhelfen. Hier geht es um Psychosomatik, um Somatopsychologie, um Gesundheit und Krankheit aus dem Blickwinkel der Traditionellen Chinesischen Medizin, meinem Hintergrund. Diese Grundlagen bieten Dir Erklärungsmodelle: Warum ein Organ weit mehr ist als eine abgegrenzte physiologische Funktionseinheit; dass es viele plausible Zusammenhänge zwischen Körper und Geist gibt, auch im wissenschaftlichen Sinn. Zusätzlich werden wir uns Begriffen annähern, die dem Verständnis dienen, zum Beispiel Qi, der Lebensenergie.

Teil I bietet Dir also Hintergrundinformation.

Du kannst aber gerne direkt mit Teil II beginnen, in dem jedes Organ einzeln mit seinen Botschaften vorgestellt wird.

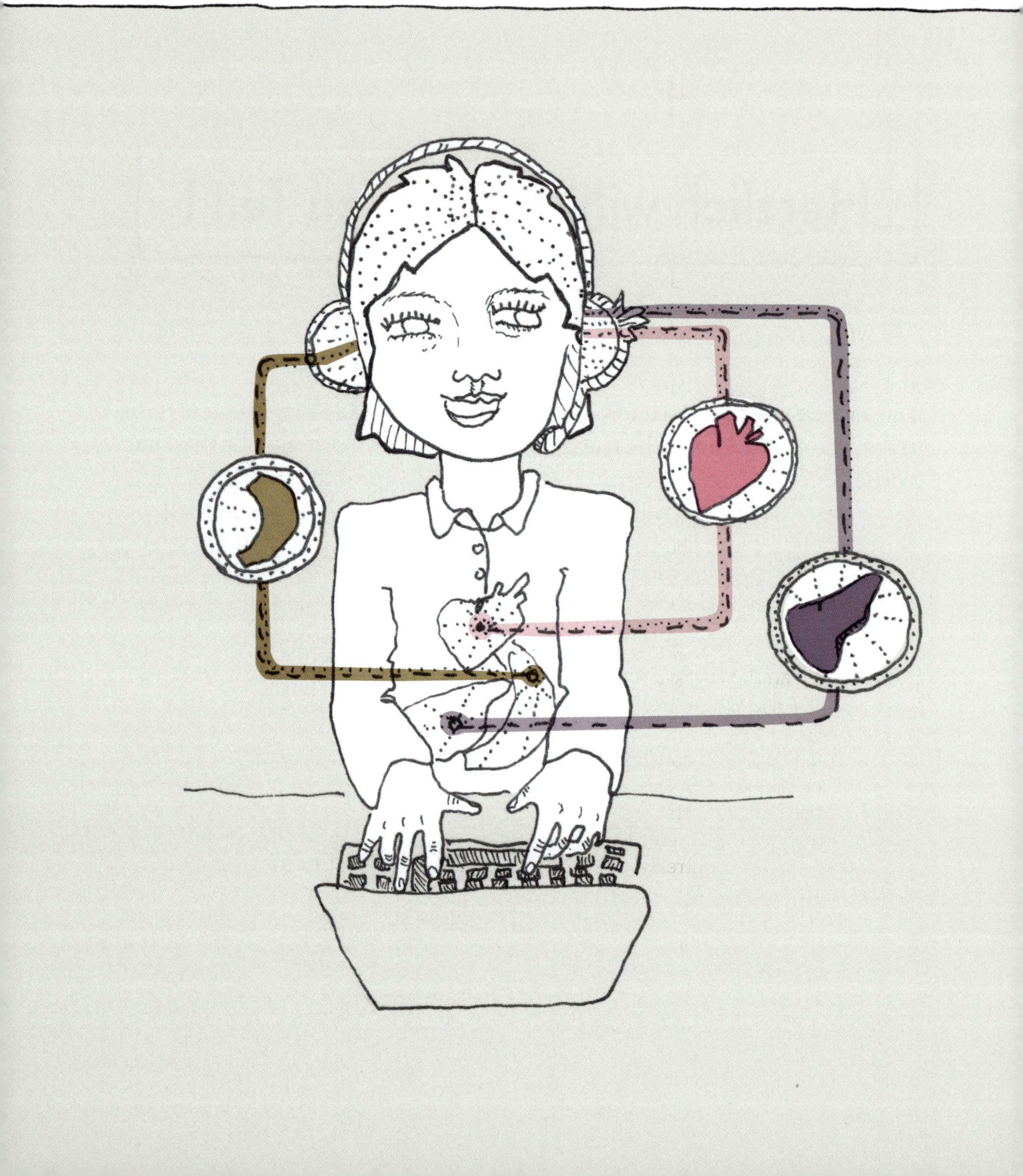

Die Henne oder das Ei?

Fast alle traditionellen Medizinsysteme gehen davon aus, dass es eine enge Verbindung zwischen unserem Geist, unseren Gefühlen und unserer Gesundheit gibt. Dieser Zusammenhang wird vermehrt durch wissenschaftliche Erkenntnisse gedeckt und spielt auch in der modernen Heilkunst eine immer bedeutendere Rolle. Man spricht hierbei von Psychosomatik – dem Einfluss der Psyche auf den Körper – bzw. von Somatopsychologie, dem Einfluss des Körpers auf die Psyche. Unser Denken und unser Seelenleben haben eine direkte Auswirkung auf das ebenso sensitive wie dynamische Gleichgewicht unseres Körpersystems und auf viele wesentliche Organfunktionen – und umgekehrt. **Wir somatisieren unseren mentalen und emotionalen Zustand. Wir drücken auf physischer Ebene aus, wie es uns wirklich geht.** Ein paar klassische Beispiele diesbezüglich: der nervöse Durchfall vor einer herausfordernden Prüfung. Übelkeit bis hin zum Erbrechen vor einer wichtigen Geschäftsbesprechung. Die überaktive Blase vor einem vielversprechenden Date. Der Stress, der gerne im Nacken sitzt.

Bei diesen Zuständen lässt sich der Zusammenhang zwischen Kopf und Körper leicht und direkt nachvollziehen und die Beschwerden sind meist nur temporär. Darüber hinaus gibt es ein breites Spektrum an chronischen Krankheitsbildern, bei denen eine physiologische Ursache gänzlich ausgeschlossen werden oder eine vorliegende Erkrankung nicht das Ausmaß der damit einhergehenden Beschwerden erklären kann. Diese Krankheitsbilder werden als somatoforme Störungen bezeichnet. Das können Herzprobleme sein oder Tinnitus. Rückenschmerzen oder Reizdarm. Schwindel oder Fibromyalgie (eine chronische Schmerzerkrankung verbunden mit Schlafstörungen und Erschöpfung). Menstruationsbeschwerden oder Erektionsprobleme. Hinter all diesen Symptomen können belastende Lebensereignisse als Ursache stehen. Ob Trennungen, Jobverlust oder Trauma. Ob soziale Konfliktsituationen wie Mobbing oder Machtkampf. Ob hervorgerufen durch schwierig zu bewältigende Umstände in der Kindheit oder in den frühen Lebensphasen. Aber auch Orts- oder Lebensabschnittswechsel – wie der Auszug aus dem Elternhaus, der Umzug in ein anderes Land oder der Eintritt in den Ruhestand – können uns derart durcheinander rütteln, dass unsere Organe verzweifelt um Hilfe zu schreien beginnen.

Ein stummer Schrei, der im Inneren der Eingeweide verhallt und dort zu rumoren beginnt. Ein Schrei, der oft erst Jahre später gehört und daher nicht mehr direkt mit den Beschwerden in Verbindung gebracht wird.

Ein Schrei, der uns zeigen soll, dass etwas nicht stimmt, dass wir unser seelisches Gleichgewicht verloren haben. Ein Schrei, der uns einlädt, etwas in unserem Leben zu verändern, etwas, das wir so oder so schon lange hätten ändern sollen, weil dieses Etwas unser Tun und unser Denken negativ beeinflusst und uns krank gemacht hat. Den Blick hier rein auf die Symptome zu richten, geht am Wesentlichen vorbei. Sicher: Ein körperliches Symptom soll und darf nicht ignoriert werden. Die reine Behandlung der Beschwerden wäre bei somatoformen Störungen allerdings so, als würde man im Auto die Alarm signalisierende Ölleuchte in der Anzeige wegdrücken, ohne das fehlende Öl nachzufüllen. Sprich: Problem „gelöst", aus den Augen, aus dem Sinn. Das Problem verbirgt sich jedoch an einer anderen Stelle. Das Problem ist der Ölmangel. Die Leuchte zeigt diesen nur an. Wir sprechen von Ursache und Warnhinweis. Der Hinweis zeigt uns den Weg in Richtung Ursache. Dort ist die eigentliche Lösung zu finden. Dort sollte die Therapie ansetzen.

Volksmedizin und Volksmund

Die Diagnose von somatoformen Störungen und die Suche nach ihren Auslösern ist jedoch nicht so einfach wie die Sache mit dem Öl. Zumindest für die moderne Medizin. Das ist keine Kritik. Das hat sich so ergeben. Die Spezialisierung der Medizin auf den Körper hat uns eine Fülle an unfassbaren Fortschritten, wertvollen Erkenntnissen, ein noch nie gehabtes technisches Diagnoseniveau und ein breites Behandlungsspektrum selbst für die schwierigsten Krankheiten beschert; die Einheit Mensch und die vielen Zusammenhänge zwischen Körper, Geist und der Umwelt sind dabei jedoch in den Hintergrund geraten. Wir haben die Medizin für das Körperliche. Und die Psychotherapie für das Seelische. Beide Disziplinen leisten in ihren Fachgebieten Großartiges, teils vollbringen sie nicht für möglich gehaltene Wunder. Somatoforme Beschwerden sind aber nicht eindeutig auf eine einzige Ursache zurückzuführen. Vielmehr handelt es sich bei diesen um das Ergebnis eines komplexen Wechselspiels verschiedener biologischer, psychischer und sozialer Faktoren.

Die stetige Zunahme nicht organischer Erkrankungen zeigt an, dass es Zeit für einen neuen Zugang ist. Es braucht einen Paradigmenwechsel. Es täte Mediziner:innen gut, mehr psychologisch zu denken. Und es täte Psycholog:innen und Psychotherapeut:innen gut, mehr medizinisch zu denken. Ganzheitlichkeit ist viel mehr als ein Modewort, das gerne zu Marketingzwecken eingesetzt wird. Ganzheitlichkeit ist eine immer dringender werdende Notwendigkeit in Bezug auf unser Menschenbild. In der Ganzheitlichkeit liegt das Potenzial der medizinischen Zukunft, wenn es um das umfassende Erfassen von Krankheitsbildern geht. Ganzheitlichkeit sollte sich auch in der Therapie durchsetzen. Die Strategie sollte Körper, Geist und Seele miteinbeziehen und auch das

Beziehungsnetzwerk. Die berufliche Situation. Die Umweltfaktoren. Den Lebensabschnitt. Die Ernährung. Dorthin soll die Reise gehen. Aber Ganzheitlichkeit ist nicht nur die Zukunft. Ganzheitlichkeit war schon in der Vergangenheit. Von dieser könnten wir lernen und uns inspirieren lassen, um unnötige Umwege und Sackgassen zu vermeiden. Traditionelle Medizinsysteme haben die Trennung zwischen Psyche und Soma nie wirklich vollzogen und bieten daher wesentlich vernetztere Denkweisen an, um Störungen der Gesamtheit Mensch zu erfassen, zu deuten und zu behandeln.

Dieses Angebot liefert unser Volksmund übrigens auch. Der spricht immer noch die Sprache der Organe. In unsicheren Lebenssituationen oder bei großer Aufregung passiert es schnell einmal, dass uns „das Herz bis zum Hals schlägt" und es uns den „Brustkorb zusammenschnürt". Das führt unter Umständen zu Herzrhythmusstörungen, Beklemmungszuständen und Atemnot. Eine große emotionale Belastung kann „schwer zu verdauen sein", uns lange „wie ein Stein im Magen liegen" und diesen wie auch den Rest des Darmes überlasten. Die Gastritis lässt grüßen. Wer so viel zu tun hat, dass „er den Boden unter den Füßen verliert" und wem vor lauter Arbeit oder anderweitigen Herausforderungen „schon ganz schwindelig" wird, sollte sich über Gleichgewichtsstörungen nicht ernsthaft wundern. Du „kannst das alles nicht mehr hören"? Obacht! Dann lauert möglicherweise das Ohrensausen hinter der nächsten Lebenskreuzung. Und die Schwerhörigkeit am Ende des Wegs. Findest Du diese ganzen gut gemeinten Ratschläge „zum Kotzen"? Ich hoffe nicht, denn traditionelle Medizinsysteme und der Volksmund sehen Zusammenhänge in der Einheit Mensch, die wir leider nicht mehr ernst genug nehmen, obwohl wir sie tagtäglich am eigenen Leib erfahren können.

Psychosomatik: Die Schwierigkeit des Einfachen

Der Körper spricht bei all diesen Beispielen in Form von Symptomen zu uns und seine Botschaften sind genauso simpel wie klar. Und genau das ist das Problem: Weil das Einfache oft das Schwierigste ist. Das Einfache: Die Zusammenhänge zwischen Psyche und Physis sind offensichtlich und halten jeder Überprüfung in der Praxis stand. Das Schwierige: Diese Zusammenhänge wirken zu aufgelegt, zu banal oder stehen unter akutem Esoterik-Verdacht. Das Einfache ist oft schwer zu glauben. Warum eigentlich? Wir hätten die Lösungen für viele Probleme selber in der Hand. Wir müssten uns dafür „nur" verändern. Und das ist natürlich das Allerschwierigste. Dann schon lieber Flucht vor der Selbstverantwortung und eine Behandlung von außen. Lieber die Öllampe wegdrücken als das Öl wechseln. Wer will sich schon die Finger schmutzig machen?

Geht es um Gesundheit und Krankheit, dann sollte man Symptome klarerweise niemals „auf die leichte Schulter nehmen“. **Allerdings sollte man endlich und ehrlich anerkennen, dass eine gute Therapie sowohl bei der Suche nach den Ursachen einer Krankheit als auch bei der Suche nach der besten Lösungsstrategie das Verhalten und den Lebensstil der jeweiligen Person unbedingt in Betracht ziehen sollte.** Es gilt, die entsprechenden Lektionen unseres Körpers zu lernen, die entsprechenden Handlungen zu setzen. Weil das Bisherige ein wesentlicher Begleitumstand oder sogar der direkte Auslöser für den jetzigen Zustand war und ist, kann nur eine genauso aktive wie bewusste Veränderung etwas daran ändern. Lernen wir, Nein zu sagen, lernen wir, nicht alles persönlich zu nehmen, hören wir auf, unseren Wert allein über unsere Leistungsfähigkeit zu definieren und Lebenssinn mit Konsum oder Erfolg mit Status gleichzusetzen.

Stress, Frust, Ärger: weg damit. Lassen wir das Selbstmitleid sein und hören wir auf, uns als Opfer zu fühlen. Entledigen wir uns destruktiver Verhaltensweisen, zu denen ein Übermaß an Zucker genauso gehört wie starkes Rauchen oder übermäßiger Alkoholkonsum oder der verzweifelte Kampf um Aufmerksamkeit um jeden Preis. Je nachdem, welches Organ uns welche Botschaft zurückmeldet. Der Körper sendet uns wertvolle Einladungen zu überfälligen Kursänderungen in den Bereichen unseres Denkens, unseres Fühlens und unseres Handelns und wir sollten diese Einladungen dankbar annehmen, weil sie uns helfen können, umfassende Gesundheit zu erlangen: körperliches, emotionales, geistiges und soziales Wohlbefinden. So viel zur Psychosomatik und den somatoformen Erkrankungen.

Was ist nun die Somatopsychologie?

Die Somatopsychologie geht davon aus, dass organische Erkrankungen und Fehlfunktionen direkt oder indirekt zu psychischen Problemen führen können. Wenn man mit einer Grippe im Bett liegt, merkt man, dass der Kopf nicht so funktioniert, wie er funktionieren sollte oder könnte. Die Konzentration ist beeinträchtigt, die Wahrnehmung verzerrt. Das Fieber tut seinen Job. Schwere Infektionskrankheiten können jedoch auch langfristig zu Veränderungen im mentalen Bereich führen. Das ist wissenschaftlicher Konsens. Nicht immer muss jedoch ein dramatisches Leiden als Auslöser für Verhaltensauffälligkeiten herhalten, es geht auch wesentlich subtiler. Ein äußerst reizvolles Forschungsfeld ist hier zum Beispiel die Verbindung zwischen Darm und Hirn.

Die Wissenschaft sagt: Es ist sehr wahrscheinlich, dass die Zusammensetzung unserer Darmbakterien langfristige Konsequenzen für unsere emotionale Gesundheit und das allgemeine psychische Wohlbefinden hat. Der Zustand unseres Darms bestimmt, wie wir denken, wie wir fühlen.

Depressionen können durch eine geringere Anzahl von bestimmten Bakterien im Darm hervorgerufen werden und zwischen unserem Darm und unserem Hirn gibt es eine Standleitung, einen direkten Draht für die Kommunikation, die Darm-Hirn-Achse. Der Bauch spricht zu uns. Er kann uns mit seinen Botschaften glücklich machen. Oder auch nicht. Anstatt die Depressionen nun ausschließlich über die Psyche oder die Psyche adressierende Medikamente zu behandeln, könnte die Verabreichung von Probiotika oder eine Umstellung der Ernährung hier wesentlich schneller zum Ziel führen. Der Kopf wird über den Körper adressiert.

In dem wachsenden Feld der Somatopsychologie geht man davon aus, dass auch Fehlfunktionen von Leber, Herz oder Niere – also im Prinzip von jedem Organ – ihre Auswirkungen auf den Geist haben. Diesbezüglich stehen uns sicherlich noch etliche genauso spannende wie überraschende Erkenntnisse bevor. **Bei vielen Zuständen wird man sich dann wohl die Henne-oder-Ei-Frage stellen müssen: Was war zuerst? Hängt der Kopf in den Seilen, weil es der Bauch schon lange tut? Oder zwickt es im Bauch, weil es vorher im Kopf gezwickt hat?** Waren wir zuerst angefressen? Oder haben uns die Beschwerden aufgefressen? Und wo soll dann die Therapie ansetzen? Am besten an beiden Enden. Hier kann uns die Sprache der Organe helfen. Hier können uns traditionelle Medizinsysteme Inspiration bescheren. Der Traditionellen Chinesischen Medizin war der Zusammenhang zwischen Darm und Wohlbefinden bereits vor tausenden Jahren bekannt. Die Klassiker schreiben: „Die Milz macht glücklich“. Die Milz ist in der TCM ein Synonym für den gesamten Verdauungstrakt. Neuwissenschaftlich ausgedrückt würde derselbe Satz bedeuten: Ein gut funktionierendes Mikrobiom sorgt für einen angemessenen Serotonin-Spiegel und dementsprechendes psychisches Wohlbefinden. Anstatt sich über die simple Sprache und die simple Interpretation der TCM, anderer traditioneller Heilsysteme oder auch des Volksmundes lustig zu machen, sollten wir deren Aussagen angemessen übersetzen und darauf achten, was wir dabei lernen können. Weiters entscheidend in diesem Zusammenhang: Was braucht wiederum die Milz, um glücklich zu sein? Was brauchen unsere Organe? Was wollen sie uns wirklich sagen? Das steht in einem anderen Kapitel …

Die kleine Merkliste

- **Zwischen Körper und Geist besteht eine ständige Wechselwirkung. Viele Beschwerden können ihren Auslöser in der Psyche haben. Umgekehrt kann der Zustand unseres Körpers einen Einfluss auf unser Denken und unsere Emotionen haben. Ganzheitlichkeit bedeutet, bei der Suche nach den Ursachen einer Krankheit alle Faktoren unseres Seins in Betracht zu ziehen.**
- **Eine gute Therapie sollte immer auch eine Änderung des Lebensstils in den Raum stellen. Beschwerden fallen nicht grundlos vom Himmel und sind plötzlich da.**
- **Es lohnt sich, traditionellen Medizinsystemen und dem Volksmund mit Offenheit und Neugier gegenüberzutreten.**

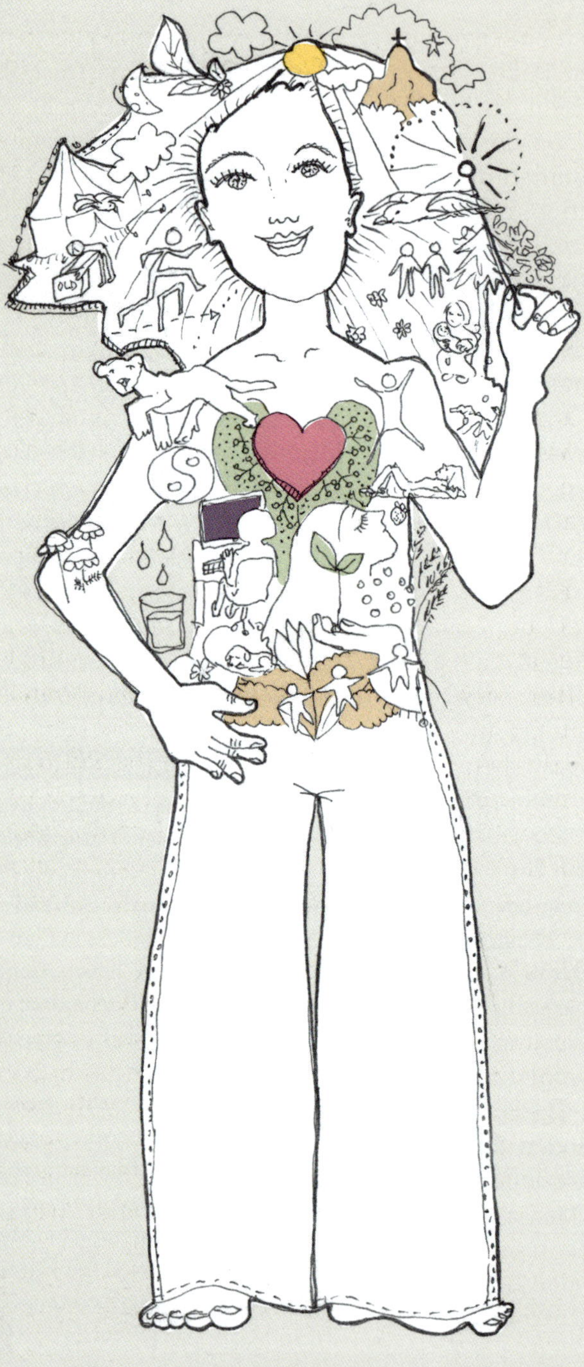
OLD

Eine Frage der Energie

Es ist alles eine Frage der Energie, sagt die Traditionelle Chinesische Medizin. Das muss man sich so vorstellen: Es gibt natürlich völlig unterschiedliche Meinungen, wie viel wir davon brauchen und wo die Grenze zu ziehen ist zwischen gerade noch angemessen oder eher schon ungesund, aber generell kann man sich darauf einigen, dass wir ganz ohne Willenskraft nicht weit im Leben kommen. Der Wille ist eine elementare Kraft und unser stärkster „Muskel" im Kopf, ausgestattet mit der Fähigkeit, Berge zu versetzen. Aber der Wille alleine ist nicht genug. Es braucht auch Action. Sonst bleiben die Berge einfach stehen und schauen amüsiert auf uns herab. Ein Aussitzen würden sie auf jeden Fall gewinnen. Das Auto Körper muss den Motor anwerfen, um den Fahrer Willen von A nach B zu bringen, über jedes Hindernis hinweg. Und der Motor braucht Treibstoff. Sehr vereinfacht dargestellt: Es gibt das Hormon Melatonin, das für einen guten und regenerativen Schlaf sorgt. Es gibt das Hormon Cortisol, das uns aufwachen lässt. Beides sind Gegenspieler. Yin und Yang. Melatonin steigt auf die Bremse. Cortisol tritt in den Hintern.

Cortisol sorgt nicht nur für das Aufwachen, es bringt unser System bei Bedarf so richtig in Fahrt. Je mehr wir auf das Gas steigen, desto mehr wird davon in Umlauf gebracht. Dazu gesellen sich noch Adrenalin und Noradrenalin, in Summe die heilige Dreifaltigkeit der Antreiber, die alle von den Nebennieren bereitgestellt werden. Aufs Gas steigen bedeutet im Regelfall: Wenn wir mehr Willenskraft einsetzen oder einsetzen müssen als im gemütlichen Standbetrieb, wenn erhöhte Belastungen auf uns einprasseln. Nennen wir das Kind beim Namen: Stress. Stress ist ein Zustand der Alarmbereitschaft des Organismus, der sich auf eine vermehrte Leistungsbereitschaft einstellt. Stress ist körperliche und mentale Anspannung. Stress ist der alles durchdringende Zeitgeist des Zeitalters 2.0.

Eine stressbereite Leistungsbereitschaft ist mittlerweile zur Norm geworden. Also normal. Und das bisherige Normal an Einsatz bedeutet mehr oder weniger bereits Müßiggang. E-Mails werden heutzutage am Klo abgerufen, Geschäftsabschlüsse am Sessellift getätigt. Wer am Wochenende nicht erreichbar ist, ist verdächtig, und wer bremst, verliert so oder so.

Willkommen im kollektiven Hochgeschwindigkeitsrausch des Jetzt. Das braucht viel Willenskraft. Das braucht viel Cortisol. **Um jeglicher Form von Stress begegnen zu können, brauchen wir Willenskraft und Nebennieren gleichermaßen und zwischen diesen beiden Aspekten – einer geistig, einer körperlich – besteht eine genauso enge wie direkte, ja nachgerade untrennbare Verbindung.**

Prügeln wir nun unser Fahrzeug Körper mit einem klaren Zuviel an Willenskraft und ständig im roten Drehzahlbereich durch das Leben, dann wird uns eher früher denn später der Kraftstoff ausgehen. Wir laufen Gefahr, einem Cortisolmangel zu erliegen. Medizinisch spricht man hierbei von einer Nebenniereninsuffizienz oder -erschöpfung. Diese können dann einfach nicht mehr. Der Zustand wird auch Adrenal Fatigue genannt. Oder Burnout. Eine Gesellschaftskrankheit mit einer Fülle an wenig erquicklichen Symptomen. Wie wir mit unserem Geist umgehen, hat also einen genauso direkten wie deutlichen Einfluss auf unseren Körper.

Umgekehrt – wenn auch wesentlich seltener – kann es natürlich sein, dass die Nebennieren zuerst erkranken. Das ergibt ähnliche oder gleiche Beschwerden, Müdigkeit bis hin zu Depressionen, grundlose Ängste, nachlassende Libido oder massiv schwindende Konzentrationsfähigkeit. Und die Willenskraft löst sich im Hirnnebel auf. Hier ist es der Körper, der unseren Geist beeinflusst.

Jing, Qi und Shen

All diese soeben geschilderten Prozesse sind ein schönes Beispiel dafür, wie eng Psyche und Soma interagieren. Im Westen sprechen wir, wie bereits dargestellt, von Psychosomatik bzw. von Somatopsychologie. Die TCM hat diese Interaktion in einer eigenen Art von Organsprache zusammengefasst. Der Grundgedanke dahinter: **Ein Organ ist nicht nur ein physiologisches Kraftwerk mit klar abgegrenztem Aufgabenprofil, sondern vielmehr ein weitläufiger Funktionskreis, der alle Aspekte bestimmter Lebensprozesse und Lebensfunktionen sowie deren Wechselwirkungen und Einflussgebiete unter einem Dach versammelt und zum Ausdruck bringt.** Organe sind in der TCM umfassende Schaltzentralen, die Körper, Geist und Emotionen verbinden, wobei jeweils ein Organ für jeweils eine große Lebensaufgabe steht, die sich auf allen Ebenen unseres Seins spiegelt, wie Willenskraft und Nebennieren auf unterschiedlichen Ebenen am selben Prozess beteiligt sind. Der Unterschied zwischen diesen Ebenen: Die Willenskraft ist nicht greifbar. Sie ist ein Aspekt des Geistes. Reine Gedankenenergie. Die Nebennieren hingegen: pure Materie. Auf der einen Seite Energie. Auf der anderen Materie. Yin und Yang. Die zwei Gesichter ein und derselben Medaille, davon ist die asiatische Philosophie überzeugt. Also kein wirklicher Unterschied, lediglich unterschiedliche Formen der Manifestation. Und überhaupt: Was ist Materie eigentlich? Das Endergebnis unseres Versuchs, den Grundbaustein der Materie zu finden, endet (derzeit) bei den Quarks, und der Grund, warum ein Tisch ein Tisch bleibt und nicht in seine atomaren Bestandteile zerfällt, sind elektromagnetische Wechselwirkungen. Energie und Materie sind keine Gegensätze. Materie ist Energie in einem ganz spezifischen Zustand. So sieht das auch die Quantenphysik, das ist auch die Bedeutung der wohl berühmtesten physikalischen Formel der Welt: $E=mc^2$. Daher ist letztendlich alles eine Frage der Energie, womit wir wieder beim Anfang dieses Kapitels und der Perspektive der TCM auf das Leben wären.

Jede Form von Energie schwingt mit einer bestimmten Frequenz, einer bestimmten Wellenlänge. Eine niedrige Frequenz steht im östlichen Denken für den materiellen Bereich. Eine hohe Frequenz steht für den geistigen Bereich. **Zum materiellen Bereich sagt die TCM Jing. Zum geistigen Bereich sagt die TCM Shen. Dazwischen zirkuliert als Vermittler und Verbindung unsere Lebensenergie, Qi genannt.** Jede Lebensaufgabe drückt sich über Frequenzen mit unterschiedlicher Wellenlängen auf mehreren Ebenen in unserem System aus. Die Lebensaufgabe, Herausforderungen zu meistern, beinhaltet den Shen-Aspekt der Willenskraft und den Jing-Aspekt der Nebennieren. Den Aspekt von Qi können wir am ehesten über unsere Gefühle erfassen. Denn Gefühle agieren an der Schnittstelle von Körper und Geist. Wir können sie nicht wirklich erfassen, sie aber deutlich spüren. Sie haben ein bisschen Shen- und ein bisschen Jing-Qualität.

Unser Geist beeinflusst unseren Körper. Unser Körper beeinflusst unseren Geist.

Herausforderungen und Stress können dem Klavier unserer Emotionen viele Töne entlocken, ob ängstliche, zornige, bestürzte, nervöse, unsichere, schüchterne, verzweifelte, zaudernde, resignierte, verlegene, verstörte, aufgeregte, angeregte, ermutigte oder inspirierte. Jeder angeschlagene Ton hat eine andere Auswirkung auf unseren Geist und unseren Körper. Manche beflügeln die Willenskraft, andere lähmen sie. Manche können die Füße kalt machen, andere das Herz flattern lassen. Aber ob Turboboost oder Notbremse, Gefühle lassen uns ihre kraftvolle Energie im Körper und im Geist deutlich erfahren. Gefühle sind Energie. Energie ist Qi. **Und weil Qi Körper und Geist gleichermaßen beeinflusst, ist Qi auch jener Aspekt, den die TCM am liebsten adressiert, wobei zwischen Jing, Qi und Shen – zwischen Körper, Emotionen und Geist – immer eine wechselweise Beeinflussung besteht.**

Sehen wir in Herausforderungen schnell einmal eine potenzielle Gefahr, dann kriegen die Nebennieren Panik und schütten aus, was sie zum Ausschütten haben. Der Kopf beeinflusst den Körper. Bei einer Panik im Kopf kann es jedoch helfen, bewusst ein paar tiefe Atemzüge oder einen kurzen Spaziergang zu machen. Der Körper beeinflusst den Geist.

Wir können über das eine das andere beeinflussen, wir können in beide Richtungen bewusst und gezielt Veränderungen herbeiführen. Und das Qi bewegt sich dabei immer mit.

Nun aber endlich zurück zur Sprache der Organe. Kommt es zu einem Burnout, haben wir es geschafft, monate-, vielleicht sogar jahrelange Warnrufe der Nebennieren erfolgreich zu überhören: Runter vom Gas, bevor ich die Notbremse ziehe und dich ins Burnout schicke! Ruhig Blut bewahren. Lerne endlich, auf eine konstruktive Art und Weise mit Stress und Herausforderungen umzugehen. Achte auf Deine Work-Life-Balance. Regeneriere mehr. Stimme Deine Bedürfnisse mit den Bedürfnissen der Außenwelt ab.

In Summe ist das eine wichtige Lebenslektion, die wir alle früher oder später meistern sollten: Maßhalten, Ausgeglichenheit anstreben, mit den Ressourcen verantwortungsvoll umgehen. Die TCM sagt: Genau das ist die Lebensaufgabe der Nieren. Nehmen wir diese Aufgabe an, dann tut dies nicht nur der Psyche, sondern genauso dem Organ und seinen Funktionen gut. Gesundheit auf allen Ebenen entsteht genau dann, wenn wir nicht nur an die Physiologie unserer Organe, sondern im Sinne ihrer Aufgaben denken und Harmonie im Großen wie im Kleinen anstreben.

Die kleine Merkliste

- **Körper, Geist und Emotionen werden in der TCM Jing, Shen und Qi genannt, wobei Emotionen nur ein Teil von Qi sind, aber Qi am leichtesten für uns nachvollziehbar machen.**
- **In der Organsprache der TCM steht ein Organ symbolisch für eine Lebensaufgabe. Das Organ verbindet alle Ebenen unseres Systems, die mit dieser Aufgabe in Verbindung stehen.**
- **Jing, Qi und Shen beeinflussen sich kontinuierlich gegenseitig und wir können über jeden Aspekt die anderen Aspekte beeinflussen.**

Warum werden wir krank?

Um die Sprache der Organe besser zu verstehen, lohnt es sich, sich mit gewissen Betrachtungsweisen der Traditionellen Chinesischen Medizin auseinanderzusetzen. Denn der TCM ist es gelungen, ihre Tradition und ihren Wissensschatz über tausende Jahre zu bewahren und den Sprung in moderne Zeiten zu schaffen. Das lässt sich bei weitem nicht von allen Medizinsystemen behaupten. Manche sind gescheitert, weil sie nicht ausgereift genug waren. Denn nicht alles, was traditionell ist, muss zwangsläufig auch gut und richtig sein. Wie in den meisten Lebensbereichen hat es genauso in der Medizingeschichte enttäuschende Sackgassen und abenteuerliche Irrwege gegeben. Andere Heilweisen mit vielversprechenden Ansätzen wurden wiederum erfolgreich am Scheiterhaufen verbrannt oder am Altar eines Fortschritts um jeden Preis geopfert. Leider. Als eines der wenigen Medizinsysteme, das sich seit seinen Anfängen kontinuierlich weiterentwickelt hat, bietet uns die TCM eine Fülle an zeitloser Inspiration und stellt viele wertvolle Zusammenhänge in Bezug auf Gesundheit und Krankheit in den Raum, die sich nicht nur seit tausenden Jahren im bevölkerungsreichsten Land der Erde erfolgreich in der Praxis bewiesen haben, sondern nun auch von der modernen (westlichen) Forschung vermehrt entdeckt und bestätigt werden.

Widmen wir uns zuerst der wohl entscheidendsten Frage: Warum werden wir überhaupt krank? Welches Medizinsystem mag und kann hier eine wirklich schlüssige Antwort liefern? Natürlich, bei vielen Erkrankungen gibt es klare Zusammenhänge zwischen Ursache und Wirkung. Aber ganz so klar ist die Sache nun doch wieder nicht. Denn zwischen Ursache und Wirkung steht der Mensch als Faktor. Als entscheidender Faktor. Dieselbe Ursache kann bei der einen Person zu deutlich ausgeprägteren Beschwerden führen, während die andere gänzlich ungeschoren davonkommt. Dann kommen die Gene ins Spiel, die Lebensweise, oft aber auch der Zufall, weil man sich's halt doch nur vage erklären kann. Und bei etlichen Krankheiten, die wir ob ihrer Gefährlichkeit dringend durchschauen sollten – wie zum Beispiel Krebs – tappen wir größtenteils immer noch im Dämmerlicht umher. Wir können zwar sehr viele Leiden äußerst erfolgreich behandeln. Das heißt aber nicht, dass wir ihren Entstehungsprozess zur Gänze durchschauen.

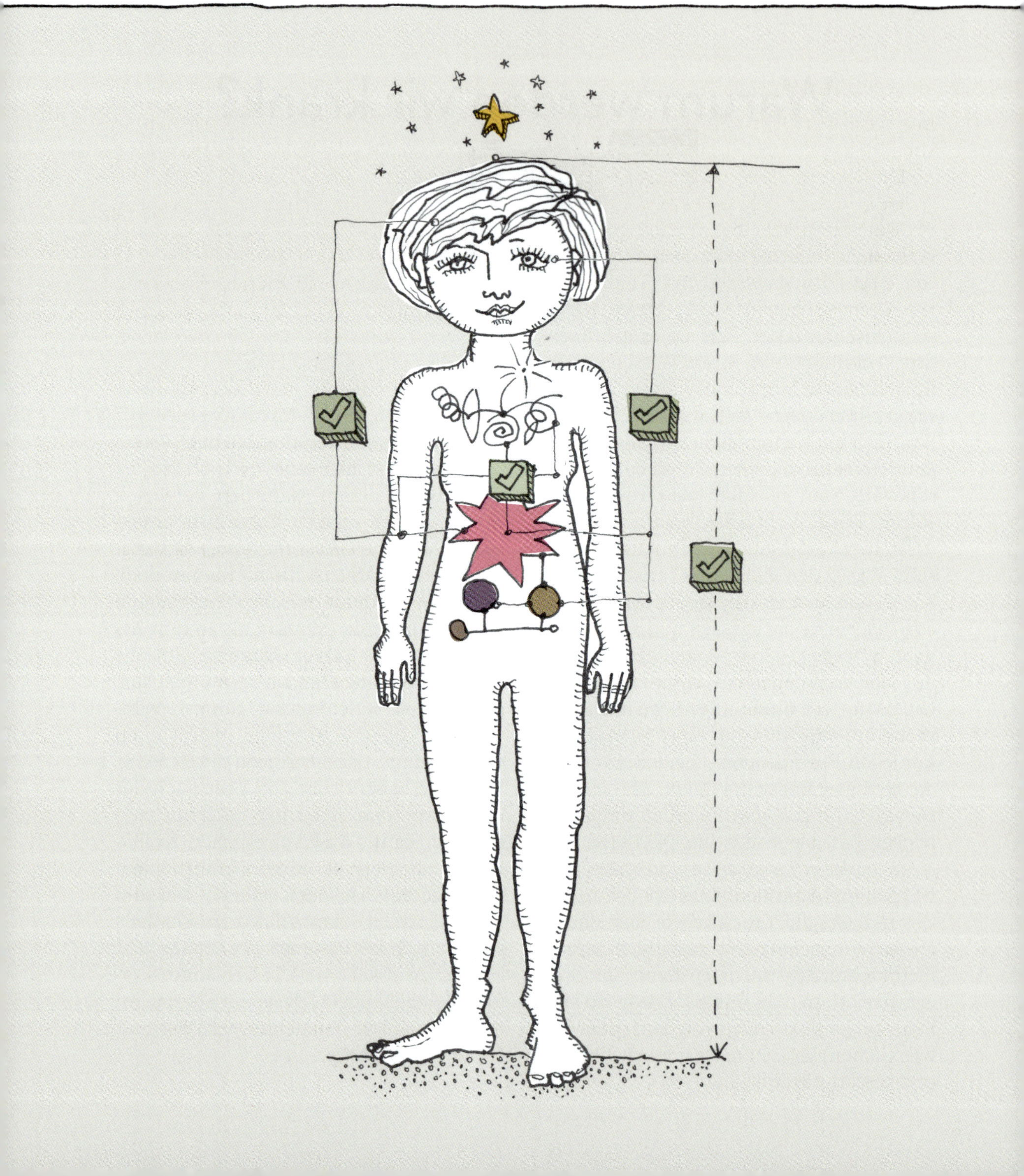

Umgekehrt: Wie schaut es eigentlich mit der Gesundheit aus? Was hält uns gesund? **Und wie gesund sind wir, wenn wir uns an der Definition der World Health Organisation orientieren, die meint, dass Gesundheit nicht bloß die Abwesenheit von Krankheit ist, sondern ein Zustand von vollständigem körperlichem, geistigem und sozialem Wohlbefinden?** Und die meinte das bereits im Jahre 1948. Haben wir uns in der Zwischenzeit diesem Zustand angenähert? Oder entfernen wir uns immer mehr davon, trotz unseres ungeheuerlichen technischen Fortschritts? Überhaupt: Ist diese Form der Gesundheit ein Zustand, den wir jemals erreichen können?

Gesundheit als Lebensaufgabe

Die TCM sieht das so: Gesundheit ist eine Lebensaufgabe. Wir sind gesund, wenn wir uns in Übereinstimmung und in Harmonie mit unseren Lebensumständen befinden, den äußeren wie den inneren. Wobei das Äußere einen Einfluss auf das Innere und das Innere einen Einfluss auf das Äußere hat und beide Aspekte ständig aufeinander abgestimmt gehören. Diese Harmonie zu erlangen ist ein stetiger, dynamischer Prozess mit vielen Wechselwirkungen und Wandlungsphasen. Die Kunst und die Aufgabe der Medizin besteht darin, den Menschen auf seinem Lebensweg zu unterstützen und dafür zu sorgen, dass ein fruchtbares Gleichgewicht in diesem Prozess gewahrt wird. Das ist der eine Aspekt. Der andere: Es geht auch darum, dieses Gleichgewicht immer wieder neu und auf der nächsthöheren Ebene zu optimieren. Es geht nicht nur um die Vermeidung von Leiden. Es geht auch um persönliches Wachstum, um die Entfaltung des individuellen Potenzials. Am Ende dieser Reise steht ein gereifter Mensch, der Einsicht in sich und das Leben gewonnen hat. Der zufrieden ist. Der gesund und gelassen ist. Der es geschafft hat, aus dem Geschenk seiner Existenz eine runde Sache zu machen. Im Inneren. Im Äußeren.

Eben: Harmonie.

In Bezug auf die zu erlangende Harmonie gibt es bestimmte Spielregeln. Wir können diese Regeln ignorieren, einen nicht verhandelbaren Einfluss auf unser Leben haben sie dennoch. Es ist vor allem das Nichtbeachten dieser Regeln, das den Nährboden für das Entstehen von Krankheiten bereitet. Diese Spielregeln des Lebens entstammen aber nicht den trockenen Gehirnen überstrukturierter Bürokrat:innen, sondern sind ein Ausdruck universeller Dynamiken und Prinzipien. Sie sind weder willkürlich noch versuchen sie, das Leben in ein enges Raster zu pressen, das es überschaubar und kontrollierbar macht. Sie ergeben sich durch die spezifischen Qualitäten der organischen Rhythmen und Zyklen, in die wir alle eingebettet sind. Diese Art der Regeln will uns nicht beschneiden, sondern unser Wachstum und unsere Bestimmung durch das Meistern bestimmter essenzieller Lebensaufgaben fördern und unterstützen, sodass etwas Wertvolles daraus entstehen kann.

Gesundheit ist ein klares Ja zu einer Übereinstimmung mit diesen natürlichen Prinzipien und ein vernünftiger Vorbehalt gegenüber künstlichen Regeln, wenn diese weder innerer noch äußerer Harmonie dienen.

Ein Baum gedeiht dann gut, wenn er sich im richtigen Klima und am richtigen Standort befindet sowie ausreichend Nährstoffe erhält. Er würde niemals auf die Idee kommen, im Winter zu blühen und im Sommer die Blätter abzuwerfen. Er folgt seiner inneren Natur, die in Übereinstimmung mit der äußeren Natur steht. Er wächst, wenn die Zeichen auf Wachstum stehen. Er ruht, wenn Ruhe erforderlich ist. Er blüht, wenn die Zeit reif dafür ist. So kann er prächtig gedeihen, groß und stark werden, gesund bleiben. Er entfaltet sich von selber. Das ist ein organisches Prinzip, das einer universellen Ordnung folgt und eine Frage des Hausverstandes: Wer würde schon Palmen in Sibirien und Tannen an den tropischen Strand pflanzen? Im modernen Leben machen wir das jedoch oft genug. Wir folgen den falschen Regeln. Wir machen unseren Hausaufgaben nicht. Wir begeben uns in für uns völlig unpassende Umstände und verbringen viel Zeit mit Tätigkeiten, die gar nicht zu uns passen. Wir essen ohne Plan und Ziel oder was der Trend gerade vorgibt. Wir machen weder wirkliche Pausen noch erfreuen wir uns nachhaltig an den Früchten, die wir hervorbringen. Wir leben gegen unsere innere und gegen die äußere Natur.

Wir spannen Tiger vor den Pflug, lassen Vögel schwimmen und Fische laufen, weil wir viel zu wenig berücksichtigen, wo unser natürliches Potenzial, wo unsere Talente liegen und wie wir diese bestmöglich entfalten können. Die Sprache der Organe kann helfen zu erkennen, wo wir gegen uns und damit gegen die Natur leben. Wo wir weit entfernt sind von Harmonie, wo wir konsequent an der Möglichkeit umfassender Gesundheit vorbeigehen.

Die kleine Merkliste

- Gesundheit ist weit mehr als die Abwesenheit von Krankheit. Gesundheit ist Harmonie im Inneren und Harmonie im Äußeren.
- Wir sind groß im Kleinen und klein im Großen. Es gibt natürliche Ordnungen und Spielregeln, die uns helfen können, ein erfülltes Leben zu führen.
- Gesundheit ist ein klares Ja zu natürlichen Prinzipien und ein vernünftiger Vorbehalt gegenüber künstlichen Regeln, wenn diese weder innerer noch äußerer Harmonie dienen.

Die Lebensaufgaben der Organe

In der Physiologie der TCM gibt es zwölf große Funktionseinheiten, wobei zwei davon keinem eigenen Organ zugeordnet sind, sondern übergreifende Aufgaben erfüllen. Die zehn Organ-Funktionseinheiten werden wiederum paarweise den fünf Elementen zugeordnet. Die fünf Elemente gehören zu den wichtigsten Pfeilern im System der TCM und repräsentieren grundlegende Dynamiken des Lebens, die im Körper, der Pathologie und der Therapie eine wesentliche Rolle spielen, auch wenn sich diese Dynamiken in jeder Erscheinungsform und bei allen Wandlungsprozessen beobachten lassen. So hat zum Beispiel alles im Leben – ob Körperzellen, Lebensphasen oder Jahreszeiten – eine Wachstumsphase. Am leichtesten und am plakativsten bringt der Frühling diese Qualität zum Ausdruck.

Im Frühling kennt die Natur nur eines: Expansion, so schnell wie möglich. Wachstum, so hoch hinauf wie möglich. Pflanzen im Wettlauf um den besten Platz am Licht. Eben war es noch braun und grau. Plötzlich ist alles grün. Triebe schießen förmlich dem Himmel entgegen. Tiere werden nach dem kargen Winter wieder aktiv, um nach Futter zu suchen oder sich zu paaren.

Menschen verspüren ebenfalls dieses innere Kribbeln und geben sich dem Drang hin, ihren Körper und ihr Zuhause in Schuss bringen zu wollen. **Für den Frühling des Lebens, unsere Kindheit, gilt dasselbe wie für den Frühling eines Projekts oder den Frühling einer Beziehung: Rasches Fortschreiten und der Wunsch nach einem Mehr stehen im Mittelpunkt. Alles hat seinen Frühling. Alles hat sein Werden. Diese Qualitäten werden in der TCM unter dem Deckmantel des Holz-Elements zusammengefasst.** Und nachdem sich die fünf Elemente am einfachsten anhand des Zyklus der Jahreszeiten erklären lassen, bleiben wir einfach dabei.

Nach dem Frühling folgt der Sommer. Die Zeit des schnellen Wachstums hat ihr Maximum erreicht, wie auch die Sonne ihren Höchststand. Viel Licht. Wenig Dunkelheit. Dazu Wärme. Lange Tage. Kurze Nächte. Das lädt ein, sich zu öffnen, sich zu zeigen. Die Leichtigkeit des Seins steht im Mittelpunkt. Die Sinnlichkeit des Moments will genossen werden. Die gesamte Existenz feiert eine Party. Und Du feierst mit. Den Sommer unseres Seins erreichen wir in den frühen Erwachsenenjahren, bis circa 30.

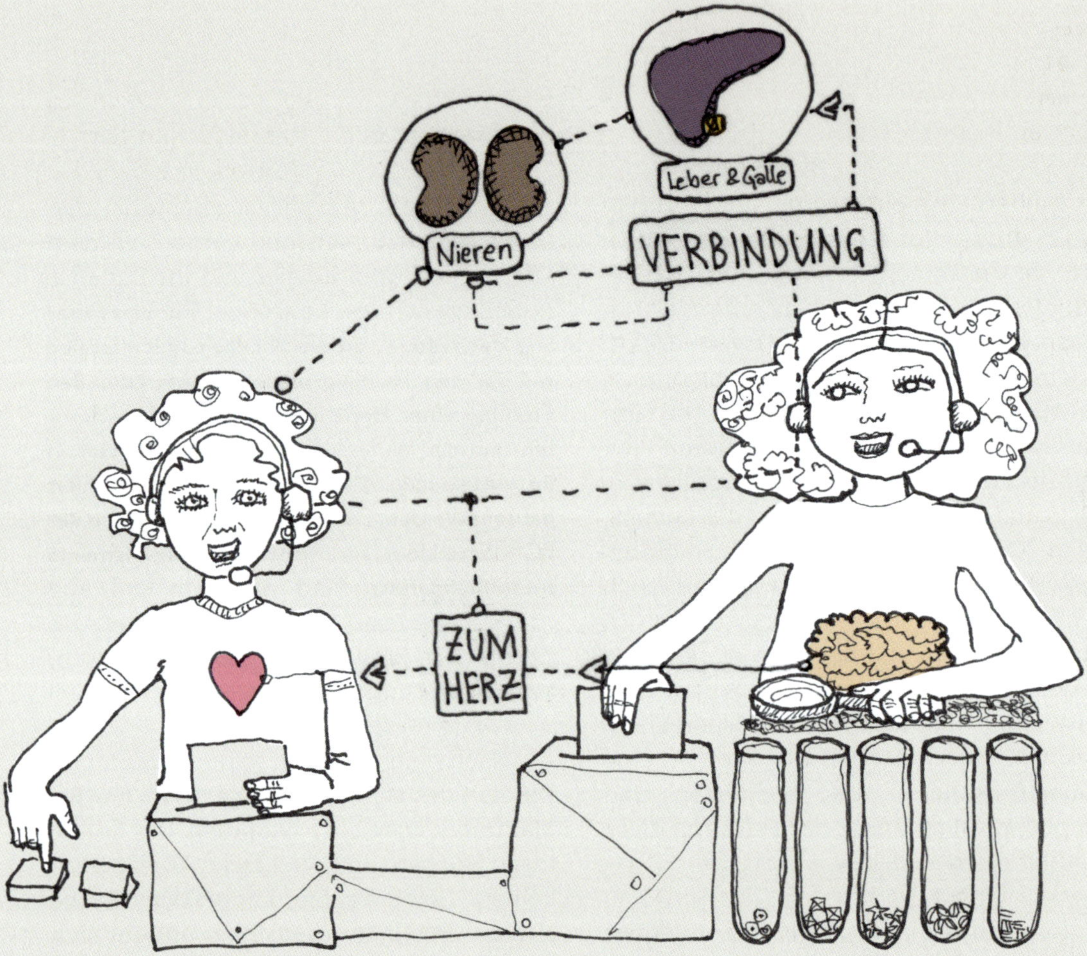
Nieren
Leber & Galle
VERBINDUNG
ZUM HERZ

Es ist die Sturm-und-Drang-Zeit unseres Werdungsprozesses, pure Lebenslust sollte den Alltag durchdringen: Wir leben uns aus, in allen Facetten. Alles hat seinen Sommer. Alles hat seine Blütezeit. Die TCM spricht hier vom Feuer-Element. Ab dann darf ein bisschen mehr Ruhe einkehren.

Eine der harmonischsten Perioden des Jahres finden wir im Altweibersommer, wie der Übergang von der heißesten Jahreszeit zum Herbst gerne genannt wird. Es ist dies die Phase der größten Ernte. Der Gabentisch der Natur offenbart uns seine Geschenke. Hülle und Fülle. Dazu ein Gefühl der Harmonie, weil sich das Wetter oft von seiner besten und seiner stabilsten Seite zeigt. Keine Wolke am Himmel. Kühl in der Nacht und am Morgen. Warm untertags. Das Beste aus allen Welten. Yin und Yang im Gleichgewicht. Bei uns Menschen steht die Lebensmitte für die Qualität des Spätsommers. Nach der turbulenten Expansionsphase der jungen Jahre macht sich vermehrt Stabilität bemerkbar. Im Regelfall hat man sich beruflich manifestiert und kann davon profitieren. **Wir nützen die Fülle des Erlangten für die Gründung einer Familie oder den Traum vom eigenen Zuhause. Alles hat eine Erntezeit. Alles hat einen Spätsommer. Dieser entspricht in der TCM dem Erd-Element.**

Danach klopft der Herbst an die Tür und es wird enger mit den Ressourcen. Frühling und Sommer gelten als aufsteigende Jahreszeiten. Ab dem Spätsommer geht es langsam bergab, wie mit der Kraft der lebensspendenden Sonne. Ein Hauch von Melancholie liegt in der Luft. Es wird dunkler. Es wird kälter. Man sucht vermehrt den Rückzug. In den eigenen vier Wänden. Im Inneren. Es wird enger, es wird ernster. Es gilt, unnötigen Ballast abzuwerfen. Es gilt das, was man hat, zu bewahren und so sinnvoll wie möglich einzusetzen. Der Herbst unseres Lebens beginnt mit den Wechseljahren und es ist wie es ist: aber von einem Energieüberschuss kann man nicht mehr wirklich sprechen. Sich auf das Wesentliche zu konzentrieren ist angesagt. Keine schützenden Blätter mehr, die Schatten und Grün spenden. Keine Früchte an den Zweigen, an denen man sich laben kann. **Die nackte Struktur des Seins kommt zum Vorschein. Alles hat seinen Herbst. Alles hat sein Vergehen. Das Metall-Element lässt grüßen.**

Und dann der Winter. Der hat es in sich. Der Winter ist die Jahreszeit, die uns noch am ehesten an den Kampf ums Überleben erinnert, weil es in der Natur kein Wachstum mehr gibt, sondern primär herausfordernde Wetterbedingungen, die jede Lebenslust und jeden Lebensdrang im Keim ersticken. Die Sonne am Tiefststand. Kurze Tage. Lange Nächte. Das Bedürfnis nach Ruhe. Das große Sammeln. Wenig bewegen, wenig ausgeben. Sparsam sein. Die Energie will bewahrt werden. Allerdings braucht man im Winter auch vermehrt Willenskraft, damit die dunklen Finger der Nacht nicht zu sehr nach einem greifen und in die Tiefe ziehen. Sprich Winterdepression. Sprich Müdigkeit.

Der Winter des Lebens ist unsere letzte Lebensphase, die des Alters und des hohen Alters, die letzte Station vor der allerletzten: Tod. Dieser ist in der Natur allerdings Voraussetzung für neues Leben. Der Frühling braucht einen Winter – oder in anderen klimatischen Regionen eine andere Form der Ruhephase –, um neu durchstarten zu können. **Alles hat seinen Winter. Alles hat sein Ende. Alles hat einen Neubeginn. Wir sind beim Wasser-Element angelangt.**

Wir haben im Kreislauf der Jahreszeiten mit Werden, Sein und Vergehen zu tun. Mit Wachstum, Blüte, Reife, Rückzug und Sammeln. Wir haben im Kreislauf unseres Menschseins mit denselben Qualitäten zu tun. Unser Körper wächst, erreicht seinen Höhepunkt, stabilisiert sich, verfällt und stirbt. Unser Geist unterliegt diesen Prinzipien. Ein Gedanke keimt, dehnt sich aus, durchdringt uns, wird schwächer und schwindet. Dann kommt der nächste Gedanke. Mit Gefühlen verhält es sich nicht anders. Aber auch: Jedes Projekt, jedes Produkt, jeder Betrieb, jeder Staat, jede Affäre, jeder Stern, ja sogar das Universum unterliegt diesen Dynamiken. Der Kreislauf des Lebens. Mit der Veränderung als einziger Konstante.

Unser Leben – so die TCM – läuft dann rund, wenn wir allen Qualitäten der fünf Elemente den entsprechenden Raum gewähren und uns auf diese abstimmen, um im Einklang mit den inneren und äußeren Gegebenheiten zu leben, um Harmonie zu erlangen, um Gesundheit auf allen Ebenen zu erlangen.

Das ist die große Lebensaufgabe, von der die asiatische Philosophie als kosmisches Prinzip spricht. Das sind die natürlichen Rhythmen und Zyklen, die als die organischen Spielregeln des Seins gesehen werden können. Diese Spielregeln bauen auf fünf Grundprinzipien auf.

Die fünf Grundprinzipien:

Frühling/Wachstum – Holz-Element:
Vision und Umsetzung

Sommer/Blüte – Feuer-Element:
Inspiration und Freude

Spätsommer/Reife – Erde-Element:
Ernten und Versorgen

Herbst/Rückzug – Metall-Element:
Bewahren und Vorsorgen

Winter/Sammlung – Wasser-Element:
Regeneration und Willenskraft

Bleiben wir beim Frühling. Da geht es um Wachstum. Um zu wachsen, braucht es einen Plan. Jeder Entfaltungsprozess profitiert von einer Richtung. Wohin soll die Reise gehen? Was ist das Ziel? Je klarer die Vision des Vorhabens, desto mehr lassen sich die Ressourcen dafür bündeln. Das ist der eine Aspekt. Der andere: Eine Reise, die man niemals antritt, ist nicht mehr als ein Traum, ist eine Knospe, die sich nie öffnen wird. Es braucht also auch die Kraft der Umsetzung, die konkrete Tat.

Da kann der Frühling noch so sehr an die Fenster klopfen, wenn wir uns nicht den Ruck geben und uns die Laufschuhe anziehen, um endlich joggen zu gehen, dann werden wir weder fitter werden noch den Winterspeck verlieren, so sehr wir auch von der perfekten Sommerfigur träumen. Und dann schaut man am Morgen in den Spiegel: Reality Check. Der Abgleich von Traum und Realität. Ärgert sich ein bisschen über sich selber. Mit der Zeit ärgert man sich vielleicht sogar mehr. Bis der Ärger zum latenten Dauerfrust geworden ist. Am Arbeitsplatz wird man schließlich gefragt: „Was ist denn mit Dir heute los? Ist Dir eine Laus über die Leber gelaufen?" Wenn Dir jetzt die Galle hochkommt, dann weißt Du, dass Du früher auf die Sprache der Organe hättest hören sollen.

Organe sind Funktionseinheiten, die neben ihrer Rolle im Körper mit unseren wichtigsten Lebensaufgaben in Verbindung stehen. In der TCM ist die Leber nicht nur für Entgiftung und Stoffwechselregulation zuständig, sondern auch für unsere Pläne und unsere Visionen. Als Partner steht ihr die Gallenblase zu Verfügung. Diese ist laut TCM die Instanz, die entscheidet, die umsetzt. Beide Organe zusammen werden zu den Frühlingsorganen gezählt. Sie sollen uns helfen zu wachsen und uns zu entfalten. Das ist ihre Aufgabe. Das ist unsere Lebensaufgabe. In Summe können wir von fünf übergeordneten Grundprinzipien und zehn wesentlichen Lebensaufgaben sprechen, die jeweils mit einem Organ in Verbindung stehen. Vernachlässigen wir eine dieser Lebensaufgaben, dann kann uns das aus dem Gleichgewicht bringen.

Dann kann es sein, dass sich unser Körper mit Lebenszeichen zu melden beginnt. Mit kleineren oder größeren Beschwerden. Die Organe sprechen zu uns, wollen uns dezent an die Aufgabe erinnern, die wir eigentlich erledigen sollten. Die Leber will sagen: Hau endlich auf den Tisch! Tu, was Du schon die ganze Zeit tun willst. Möchtest Du kein stolzer Baum werden? Möchtest Du wirklich wie ein beschnittener Bonsai im Leben stehen und weit unter den eigenen Möglichkeiten verkümmern? Ein Frühling, der es nie zur Blüte geschafft hat. Was uns dann oft hilft? Trost im Wein. Trost in der Schokolade. Die Leber dankt's. Wachstum im Bauch anstatt Wachstum im Leben. Disharmonie. Der Nährboden für Beschwerden.

Die kleine Merkliste

- **In der TCM gibt es zehn große Organ-Funktionseinheiten, die paarweise den fünf Elementen zugeordnet werden (sowie zwei Funktionseinheiten mit übergreifenden Aufgaben).**
- **Die fünf Elemente gehören zu den Stützpfeilern der TCM und repräsentieren grundlegende Dynamiken des Lebens, die im Körper, der Pathologie und der Therapie eine wesentliche Rolle spielen.**
- **Wenn wir den Qualitäten der fünf Elemente den entsprechenden Raum gewähren und uns auf diese abstimmen, dann kann Harmonie im Inneren wie im Äußeren entstehen.**

FAQs

(frequently asked questions) oder: Wie Du am meisten von diesem Buch profitieren kannst

Wie ist das mit den Lebensaufgaben zu verstehen?

Die Sprache der Organe will als Inspiration dienen, sich bewusst mit jenen Lebensthemen auseinanderzusetzen, die zu innerer und äußerer Harmonie führen, also zu umfassender Gesundheit aus Sicht der TCM. Diese Themen sind: Wie kann ich wachsen und mich entwickeln? Was macht mich glücklich und bereitet mir Freude? Wie kann ich mich selbst auf allen Ebenen meiner Existenz gut versorgen? Wie kann ich mir sinnvoll meine Energie bewahren und meine Zukunft absichern? Was kann ich tun, um bestmöglich zu regenerieren und meine Willenskraft zu stärken?

Vielleicht hast Du die Inhalte all dieser Lektionen bereits verinnerlicht und lebst danach. Vielleicht brauchst Du bei der einen oder anderen Aufgabe Inspiration und Hilfestellung. Vielleicht interessieren Dich einfach die Zusammenhänge zwischen Körper und Geist. Diese Lebensthemen sind auf jeden Fall der Schlüssel für ein Wohlbefinden auf psychischer und emotionaler Ebene und haben einen direkten Einfluss auf unsere Physis und deren sensibles Gleichgewicht. Es macht Spaß und es ist eine lohnenswerte Herausforderung, sich anhand der Fragestellungen der Organe aus der eigenen Komfortzone herauszubegeben, sich neu zu entdecken, zu lernen und derart die Basis für eine vitale Einheit von Kopf, Herz und Bauch zu schaffen.

Ich leide unter bestimmten Beschwerden. Kann mir dieses Buch helfen?

Das Buch ist kein Ersatz für eine medizinische Diagnose, Behandlung oder Begleitung. Auch schwerwiegende psychische Problemstellungen sollten mit professioneller Unterstützung angegangen werden. Das Buch stellt die Zusammenhänge zwischen Körper, Geist und Emotionen aus der Perspektive der TCM dar. Das Verständnis dieser Zusammenhänge kann helfen, mehr Selbstverantwortung in Bezug auf die eigene Gesundheit zu übernehmen. Jede Krankheit kann ein Lernprozess sein und uns auffordern, uns zu entwickeln, zu wachsen und Neuland zu betreten.

Bei manchen Symptomen haben wir die Lösung selber in der Hand. Andere Beschwerden müssen wir wiederum mit Geduld akzeptieren und Hilfe annehmen.

Aber auch in diesen Fällen können wir an unserer Psyche und an unseren Emotionen arbeiten, sodass wir nicht zu sehr an Lebensqualität und Lebensfreude verlieren. Unsere Organe sind die Schnittstelle von Körper und Geist. Es macht auf jeden Fall Sinn, sich bei jeder Form von Erkrankung mit allen Ebenen auseinanderzusetzen, die damit in Verbindung stehen. Und es macht Sinn, auf all diesen Ebenen aktiv zu werden.

Manche Zusammenhänge in diesem Buch erscheinen mir chinesisch!

Die TCM ist ein Medizinsystem, das stark auf empirischer Erfahrung aufbaut. Spricht unser Volksmund von Organen, dann steht dahinter ebenfalls ein Beobachtungsschatz. Beides kann man natürlich hinterfragen. Die TCM ist pragmatisch: **Was allein zählt ist, dass es wirkt.** Unser westlicher Zugang lautet jedoch: Wir wollen ganz genau wissen, **warum** etwas wirkt und wenn wir es nicht ganz genau wissen oder messen oder verstehen können, dann kann und darf etwas eigentlich nicht wirken.

Lebensenergie ist so ein Ding. Gibt's eigentlich gar nicht. Und trotzdem: Wir spüren sie deutlich, Tag für Tag. Mal haben wir mehr davon, mal weniger. Manchen Personen quillt sie aus den Poren. Andere saugen sie uns weg, wie schwarze Löcher das Licht. Manche Tätigkeiten geben uns unmittelbar Energie. Andere vernichten sie. In der Kindheit sind wir durchdrungen von Kraft und Vitalität. Im Alter schwindet beides. Das alles könnte man natürlich kompliziert zu erklären versuchen, mit Stoffwechsel und Hirnchemie und den Genen und so weiter. Oder man spricht vereinfacht von Lebensenergie, hat dafür aber auch sofort Maßnahmen parat, wie man diese kultivieren und bewahren kann, ohne den Prozess auf zellulärer oder molekularer Ebene verstehen zu müssen.

Wie zumeist gilt: Ein Treffen in der Mitte macht Sinn. Warum nicht das Beste aus beiden Welten verwenden? Die Sprache der Organe fordert Dich heraus, die vielen faszinierenden Zusammenhänge in Deinem Körper-Geist-System zu entdecken, zu erforschen und zu Deinem Wohle einzusetzen. Ein Schuss Neugier gehört hier einfach dazu.

Wie lauten eigentlich Deine Fragen an Deine Organe?

Nimm Dir einfach ein bisschen Zeit und Muße und notiere hier Deine Fragen, Deine Probleme, Deine Wünsche ... Schreib einfach auf, was Dir durch den Kopf geht, frei und spontan. Es würde mich freuen, wenn Du nach der Lektüre dieses Buches passende Antworten für diese Fragen gefunden hast. Und mir vielleicht sogar davon erzählst ...?

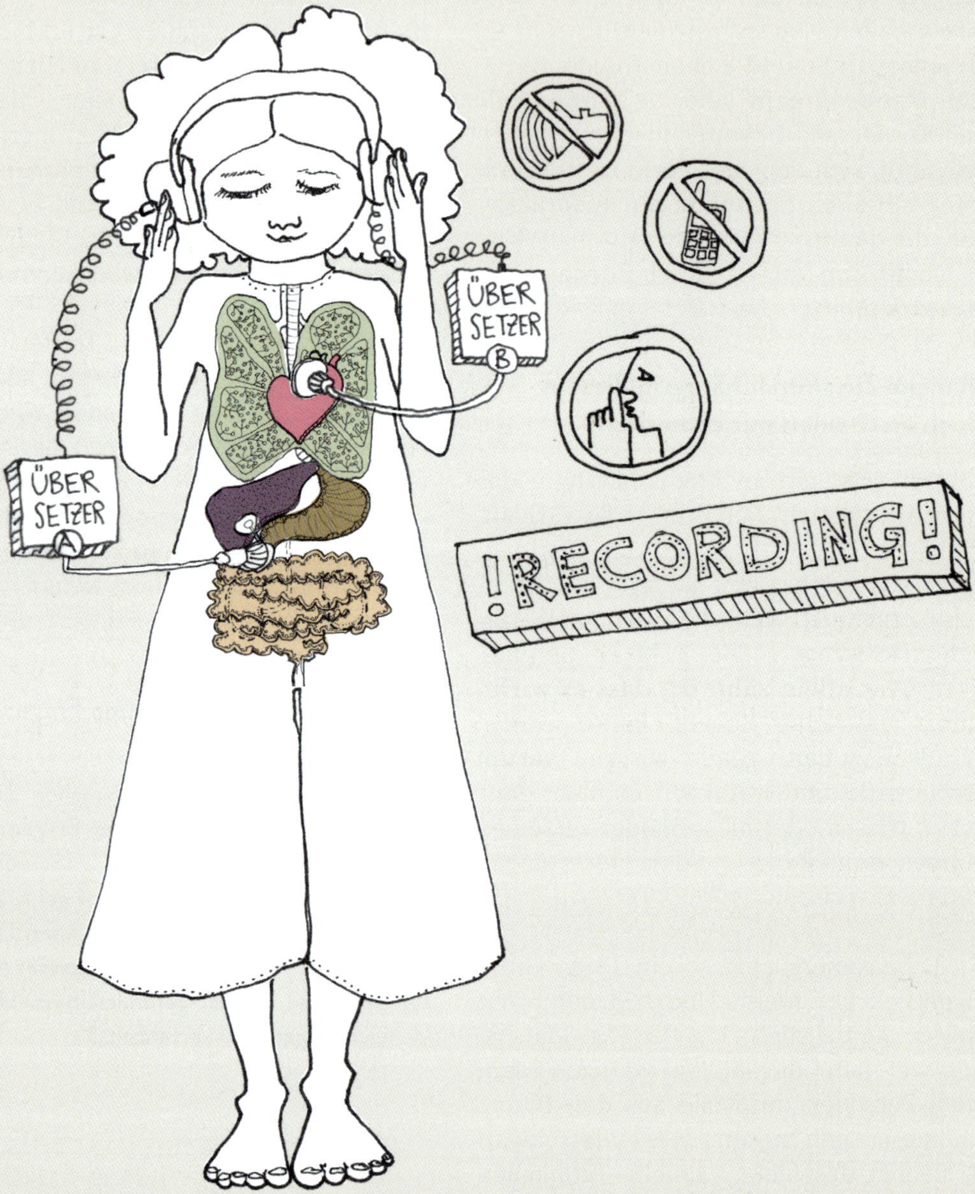
ÜBER SETZER B
ÜBER SETZER A
!RECORDING!

Herzlich willkommen zu Teil II

Ab nun sprechen wir von und mit den Organen. Aber was ist ein Organ eigentlich? In der Biologie bezeichnet man damit einen aus verschiedenen Geweben zusammengesetzten Teil des Körpers, der eine abgegrenzte Funktionseinheit darstellt. Auch die Traditionelle Chinesische Medizin sieht Organe als Funktionseinheiten, geht dabei aber einen Schritt weiter. Denn die TCM spricht in Bezug auf Organe nicht nur von physischen Aufgaben, sondern von Lebensaufgaben, und zählt geistige und emotionale Aspekte dementsprechend dazu. Im Westen unterscheiden wir zwischen äußeren und inneren Organen und deren Funktion. Das ergibt folgende Einteilung:

- Atmungsorgane
- Kreislauforgane
- Ausscheidungsorgane
- Sexualorgane
- Sinnesorgane
- Verdauungsorgane
- Bewegungsorgane

In der TCM gibt es zehn Hauptorgane und zwei Funktionskreisläufe, die nach den fünf Elementen geordnet werden. Dieses Buch fokussiert auf die zehn Hauptorgane, denen die Sinnesfunktionen genauso zugeordnet werden wie das Blut oder die Muskulatur. Weil es eben um Lebensaufgaben geht. So steht der Magen nicht nur für die Verdauung, sondern für den Appetit auf das Leben an sich, für unseren Lebenshunger, und was wir uns einverleiben wollen, müssen wir zuerst anvisieren und in weiterer Folge uns auch darauf zubewegen. Sonst bleibt der Magen leer. Oder die Seele. Weil auch die will satt werden. Diese Zusammenhänge ergeben eine andere Kategorisierung der Organe. Eine, die es sich zu erforschen lohnt. Viel (erkenntnisreichen) Spaß damit!

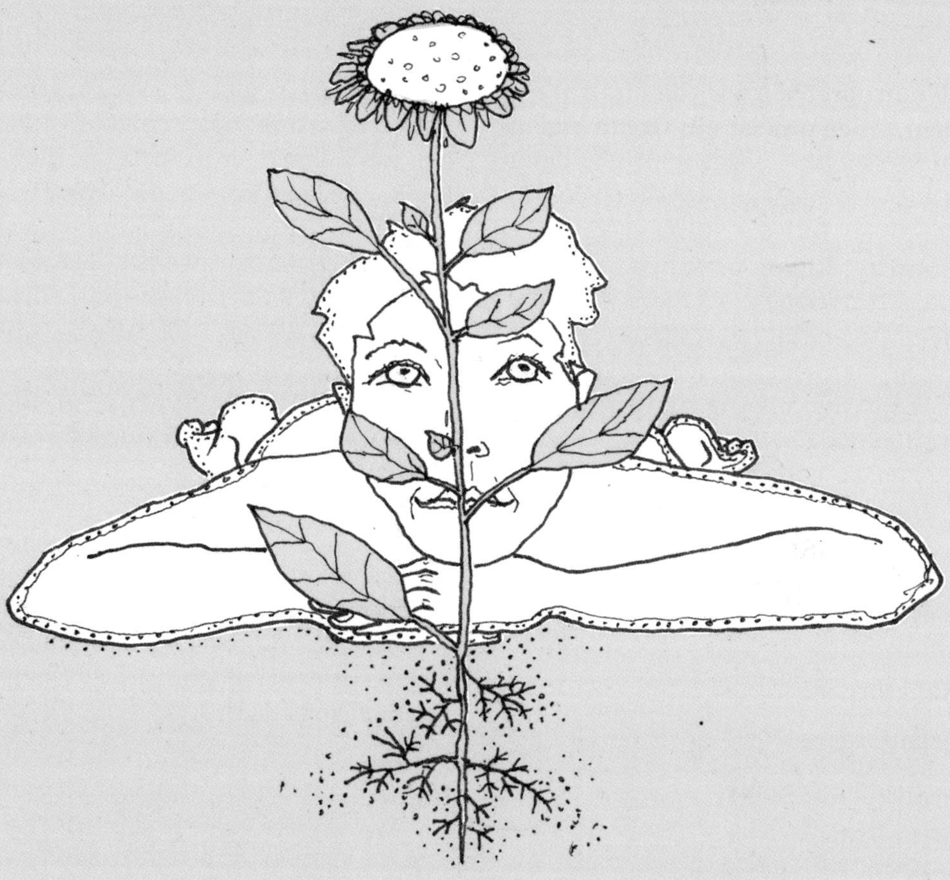

Die Frühlingsorgane Leber und Gallenblase

In der Traditionellen Chinesischen Medizin ist der Frühling die Zeit des Holz-Elements und des besonders schnellen Wachstums. Du willst Dich entfalten und Dich entwickeln? Du willst hoch hinaus? Du willst das Leben in all seiner Dynamik spüren und erfahren? Leber und Gallenblase helfen Dir dabei.

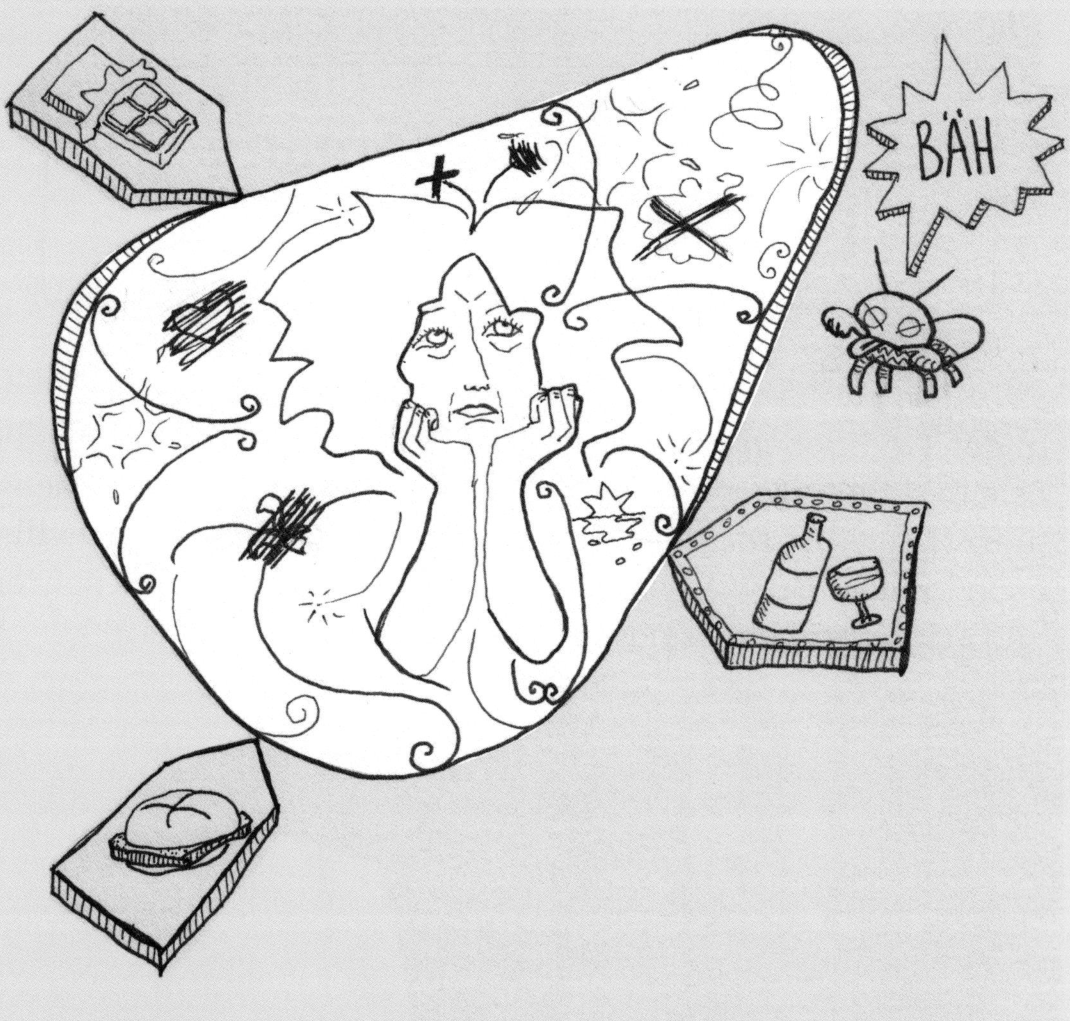
BÄH

Die Leber

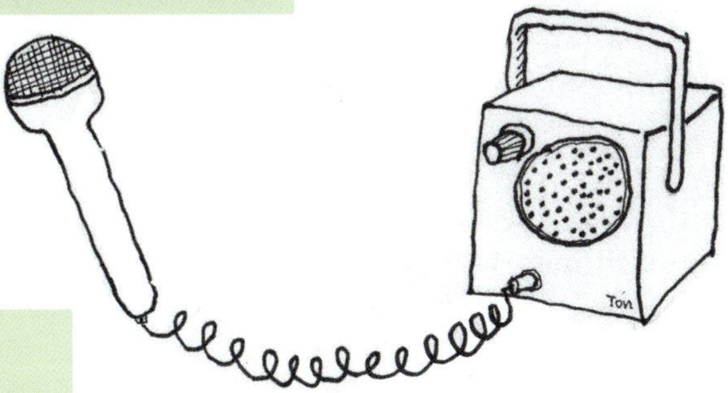

Guten Morgen, liebe Leber, wie geht es Dir heute?
Na ja, um ehrlich zu sein, ich bin ein bisschen sauer und gereizt ... Vor allem um diese Uhrzeit. Und lass verdammt noch mal das lieb weg!
Ist Dir vielleicht eine Laus ...
Halt doch die Klappe! Es reicht! Ich kann das schon nicht mehr hören! Immer soll da etwas über mich drüberlaufen. Was bin ich eigentlich? Ein Fußabtreter?
Na ja, aber Du scheinst schon öfters schlechter gelaunt zu sein als Deine Mitbewohner:innen, oder etwa nicht?
Vielleicht, weil ich dauernd dumm nach der Laus gefragt werde? Ich bin halt nicht so der Typ, der sich schnell und gerne und unterwürfig und dankbar anpasst. Und wenn etwas nicht passt, dann muss ich mich halt ärgern ...
Was passt Dir denn nicht?
Es ist doch immer dasselbe. Alle Menschen haben ihre Träume, ihre Vorstellungen, wie sie ihr Leben gerne hätten, was sie gerne tun würden. Aber für die meisten bleiben ihre Träume nichts als Schäume. Sie tun nicht das, was sie tun könnten, was zu ihnen passt. Das frustriert sie. Und ich muss das ausbaden ...
Warum musst Du das ausbaden?
Weil es mein Job ist, große Träume zu Verfügung zu stellen. Nicht ohne Grund bin ich das größte Organ im menschlichen Körper. Ich kann den Menschen zeigen, was ihnen möglich wäre, wenn sie ihr Potenzial entfalten und in die Welt einbringen. Aber die meisten lassen im Laufe ihres Lebens einen Traum nach dem anderen platzen. Nicht einmal die Neujahrsvorsätze ziehen sie wirklich durch, von den großen Visionen ganz zu schweigen. Irgendwann verwandelt sich dann sogar der schönste Traum in einen fürchterlichen Albtraum. Damit muss ich mich auseinandersetzen. Den Abfall der ganzen Traumblasen beseitigen. Den Restmüll nicht umgesetzter Ideen verarbeiten, damit er das System nicht vergiftet (*lacht sarkastisch, Anm. d. Red.*). In der Medizin werde ich gerne die Entgiftungszentrale genannt. Das stimmt.

Aber niemand spricht von den Geistes- oder den Gefühlsgiften, die dadurch entstehen, wenn man sich dauernd verbiegen, verkrümmen oder buckeln muss, um halbwegs durch den Alltag zu kommen. Das landet alles bei mir. Kein Wunder, wenn dann die Laus kommt!

Jetzt erwähnst Du die Laus?

Ja. Ich darf das. Ich bin die Leber. Hast Du gewusst, dass ich auch für Wut und Zorn verantwortlich bin? Weil ab und an musst Du halt ein bisschen kämpfen, um voranzukommen, um Dich Deinen Zielen anzunähern. Ab und an musst Du auf den Tisch hauen und sagen: So geht das einfach nicht! Ab und an musst Du wieder flexibler und kreativer sein können. Und viel Geduld haben. Auch das zählt zu meinen Aufgabenbereichen. Ich liefere den Punch, die Geschmeidigkeit und die Fähigkeit, ums Eck zu denken. Und die Laus als Ausdruck eines gerechten Zorns finde ich super, weil sie Energiereserven mobilisieren kann.

Aber Frust magst Du nicht ...

Nein. Weil Frust heißt, gar nicht mehr nach Lösungen oder neuen Wegen zu suchen. Frust heißt Stillstand. Und dann fangen viele an, ihren Trost im Alkohol zu suchen. Oder im Fressen. Oder in anderen Exzessen. Hast Du eigentlich eine Ahnung, wie mir das zusetzt? Ich quelle auf wie vergessener Brotteig, ich funktioniere nicht mehr richtig, ich kann krank werden dadurch.

Okay ... und Frust allein kann Dich auch krank machen?

Klar. Glaubt mir aber keiner. An meinen Werten sehen sie zwar, dass irgendwas nicht stimmt, erklären kann es jedoch niemand, weil sonst scheint ja alles mehr oder weniger in Ordnung zu sein. Aber es geht mir halt nicht gut, wenn ich zusehen muss, wie sich Menschen weit unter ihrem Wert durch das Leben kämpfen. Ja, das frustriert mich. So richtig. Ich habe dann gar keine Lust mehr auf meine Arbeit, werde einfach fett und träge und schaue dem ganzen Drama zu.

Apropos sehen, die TCM bringt Dich mit den Augen in Verbindung. Wie das?

Ah. Na ja ... Ein Traum ist ein Traum. Machst Du ihn zu einer Vision, erhältst Du ein Drehbuch für Handlungen. Visionen. Visualisierungen. Bilder. Sehen. Ist doch nicht so schwer. Oder bist Du kurzsichtig? Dann solltest Du mal mit Deiner Leber reden, bevor sie rotsieht ...

Meine Leber sieht?

Ach, ihr Menschen seid so einfältig. Ich bin es doch, der Dich die ganze Zeit mit Deinen inneren Bildern versorgt. Und ich sehe genau, was Du damit machst. Oder nicht machst. Schau sie Dir besser an! Setz sie um! Hast Du vergessen, dass ich ein Frühlingsorgan bin? Ich mag wachsen und blühen. Und nicht als Schatten meiner selbst in Deinem Bauch dahinvegetieren. Leber heißt Leben! Gesunde Leber, gesundes Leben. Gesundes Leben, gesunde Leber. Merk Dir das!

Die Lebensaufgabe der Leber

Die Leber ist in der TCM das Frühlingsorgan schlechthin. Die Kernqualität des Frühlings: Wachstum. Die Aufgabe der Leber ist es, uns mit all jenen Qualitäten zu versorgen, die wir dafür benötigen. Sie steht für einen unbändigen Drang nach vorne, der so stark sein kann, dass er Beton durchbricht, sollte dieser dem Wachstum im Weg stehen. Sie verbindet diesen Drang mit großen Träumen und Visionen und schenkt uns derart eine Richtung im Leben, die zu uns passt und uns Sinn gibt, weil diese Richtung tief in unserem Inneren Gestalt angenommen hat und in Übereinstimmung mit unseren Sehnsüchten, unseren Fähigkeiten und unseren Möglichkeiten steht. Die Leber verleiht uns aber auch die notwendige Flexibilität und Anpassungsfähigkeit, um dieser Richtung treu zu bleiben, wenn Gegenwind, ungünstige Strömungen oder hohe Wellen unsere Lebenskurs ins Schwanken bringen.

Die Leber sorgt weiters für Geduld und Gelassenheit, um auf die richtigen Chancen und Möglichkeiten warten zu können, um längere Durststrecken zu überwinden, ohne dabei überhastet oder unter Druck falsche Handlungen zu setzen. Und sie verleiht uns die notwendige Intuition, um zu erkennen, was uns hilft und was uns hindert, unsere Ziele zu erreichen. Eine gesunde Leber beschert uns das notwendige Werkzeug, um zu wachsen, um über uns hinauszuwachsen. Das ist ihre Lebensaufgabe.

Nehmen wir diese Aufgabe an, kultivieren wir auf geistiger Ebene diese Eigenschaften, entfalten wir unser Potenzial, entfalten wir uns, dann wird die Psyche von dieser Ebene her nichts somatisieren, was die Leber unter Druck setzt. Dann leben wir „frei von der Leber“ weg.

Was wir von der TCM über die Leber lernen können

Die Leber ist die Mutter der harmonischen Qi-Zirkulation

Im Frühling will alles wachsen, genauso wie wir im Frühling unseres Lebens, in der Kindheit, einfach nur wachsen wollen. Jeder gewonnene Zentimeter ist ein Erfolg, der uns dem Himmel näher bringt. Jeder Geburtstag ein Meilenstein, auf den man stolz ist, weil er uns älter und reifer werden lässt. Die Frühlingsenergie beinhaltet die stärkste Entfaltungskraft aller fünf Elemente: Was zählt, ist der Fortschritt. Im Frühlingsorgan Leber konzentriert sich diese Kraft. Sie will uns größer werden lassen, auf allen Ebenen. Sie sieht den Baum in uns, der wir sein könnten. Sie verfolgt Pläne und Vision, die Herz und Seele kitzeln. Lassen wir uns darauf ein, dann springen wir ohne Vorbehalte in den Fluss unseres Lebens und können dessen Strömung für unser Fortkommen nutzen.

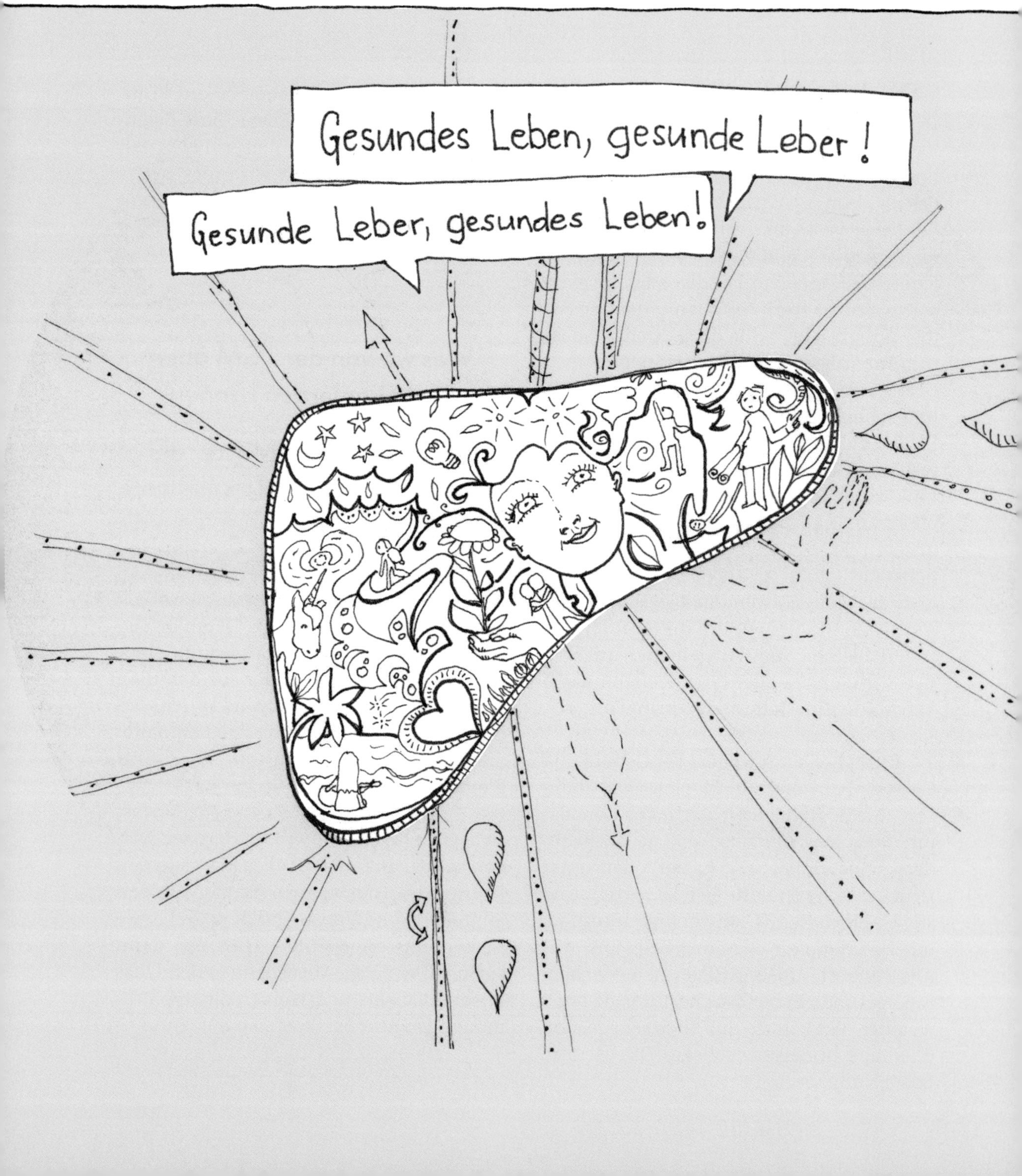
Gesundes Leben, gesunde Leber!
Gesunde Leber, gesundes Leben!

Entfaltung kennt nur ein Problem: Hindernisse. Hindernisse blockieren Wachstum. Hindernisse führen zu Stau. Und Stau in Kombination mit der starken Ladung der Frühlingsenergie kann zu Problemen führen. Denke einfach an einen Stau im Straßenverkehr. Wie geht es Dir nach einer Stunde? Nach zwei Stunden? Solltest Du nicht die Meisterschaft in buddhistischer Meditation und Gelassenheit erreicht haben, ist es sehr wahrscheinlich, dass die Anspannung wächst. Wie auch die innere Unruhe. Wie auch der Ärger. Druck baut sich auf. Und noch mehr Druck. Irgendwann explodiert man oder frisst alles in sich hinein. Man fängt an zu schimpfen, zu hupen oder die Nägel abzukauen. Oder man wird einfach nur knochenmüde und gibt sich dem stumpfsinnigen Stehen hin. Draußen auf der Straße sieht es auch nicht besser aus. Alles verstopft. Nichts geht mehr. Der Verkehr ist völlig erlahmt.

So in etwa ist der Zustand in unserem System, wenn wir die Frühlingsenergie der Leber in uns nicht entfalten können. Wenn wir in unserem Entfaltungsspielraum eingeschränkt sind. In der Partnerschaft. Im Beruf. Im Leben. Die Lebensenergie steckt in einem Stau fest und dieser manifestiert sich gerne auch auf körperlicher Ebene beziehungsweise können uns die zahlreichen Symptome einer gestauten Leber einen Hinweis geben, dass es höchste Zeit wäre, sich unseren (Lebens-)Hindernissen zu stellen und diese zu beseitigen, bevor wir zu zerplatzen drohen.

Das ist eine der wichtigsten Aufgaben der Leber, die daher die „Mutter der harmonischen Energie-Zirkulation“ genannt wird.

Räumt die Leber die Blockaden aus dem Weg, kann der Fluss des Lebens wieder ungehindert fließen, auch durch uns hindurch. Bei einem Stau in der Leber gleicht unser Körper hingegen einem Fass, das kurz vor dem Überlaufen ist. Jeder kleinste Tropfen wird zu viel und kann zu einem Überschwappen führen. Ein unangemessenes Wort, eine leichtfertige Behauptung und die entsprechende Person explodiert oder ist den Tränen nahe oder tagelang angefressen. Ein falscher Blick und die Laune rasselt in den Keller. Ein bisschen Wind und der Schädel platzt. Ein bisschen zu viel Fett und der Bauch rumort. Die Wände des inneren Fasses stehen unter hohem Druck, eine enorme Anspannung ist da, die Belastungskapazität ist auch ohne Belastung fast schon ausgeschöpft. Man braucht viel Fingerspitzengefühl, um mit solchen Menschen umzugehen, die extrem reizbar und extrem sensibel sind. Schnell emotional. Schnell beleidigt. „Wie eine Leberwurst“. Die Laus lässt grüßen. Diese Menschen müssen vor allem lernen, den aufgestauten Druck gezielt loszuwerden. Immer und immer wieder. Die Laus, wie auch immer diese geartet sein mag, aus ihrem Leber-Gehege entlassen, um endlich wieder „frei von der Leber weg“ leben zu können.

Symptome, die aus Sicht der TCM auf eine (mögliche) Funktionsbeeinträchtigung hinweisen: schlechte Laune (vor allem in der Früh), Reizbarkeit, Anspannung, Unfähigkeit sich zu Entspannen, innere Unruhe, Wutausbrüche, Depressionen, Trägheitsgefühl und Mattigkeit, unkontrollierbare Reaktionsmuster, Schmerzen unter dem Rippenbogen, Druckgefühl im Brustkorb, Spannungen der Brust, Unverträglichkeit von Hitze, engen Räumen und Menschen, kalte Extremitäten, häufiges Seufzen, Kopfschmerzen, Schwindel, hoher Blutdruck, Übelkeit, Erbrechen

Die Leber öffnet sich in den Augen

Die Augen ermöglichen es uns zu sehen. Die TCM sagt: Nicht nur in der Außen-, sondern auch in der Innenwelt. Und für die inneren Bilder ist vor allem die Leber verantwortlich: Sie webt unsere Träume und Visionen, sie kreiert unseren Masterplan. Gerne wird sie daher auch „der Architekt" genannt, weil sie unserem Leben eine gestaltbare Richtung verleihen kann und soll. Sie hat die entscheidenden Ideen und erweckt diese mit Kreativität und Phantasie zum Leben. Wohin soll die (Lebens-)Reise gehen? In welche Richtung möchtest Du wachsen und Dich entwickeln? Was hat Deine Leber für Dich geplant? Ein großzügiges Haus mit viel Luft und Raum zum Wohlfühlen? Ein Schloss mit Park und Teich? Eine idyllische Hütte am Fuße eines malerischen Berges?

Welche (Lebens-)Umstände lassen Dich erblühen? Und wie sieht der Abgleich mit der Realität aus? Solltest Du Dich in einem Kellergeschoß ohne Fenster befinden, sprich ohne Ausblick und Perspektive, wird's schnell einmal eng. Und stickig. Kein Wunder, wenn man dann „rotsieht". „Aus den Augen, aus dem Sinn" ist kein guter Ansatz, wenn es um unsere tiefsten Wünsche und Sehnsüchte geht; das ist, als würden wir „mit offenen Augen schlafen" und nehmen, was wir serviert bekommen, anstatt uns zu holen, was wir wollen. Ich möchte hier jedoch nicht allzu sehr auf „die Tränendrüse drücken". Ich möchte anregen, dass es der Leber gut tut, „ein Auge zu riskieren", dass sie es mag, „etwas im Auge zu haben", das einen wirklich glücklich machen kann, und dass es sich lohnt, sich dafür in Bewegung zu setzen, anstatt „blauäugig" durch das Leben zu stapfen und dauernd „eine aufs Auge zu bekommen".

Es ist ein interessanter Zusammenhang zwischen Leber und Augen, den die TCM hier herstellt; in der Praxis lässt er sich deutlich beobachten. Innerer Druck kann zu Druck in den Augen führen, zu einer Empfindlichkeit gegen Licht, gegen Wind, gegen Staub. Anspannung und Unzufriedenheit können uns austrocknen, so auch die Augen. Und natürlich: Wie scharf wollen wir uns und die Welt eigentlich sehen? Können wir uns unseren „blinden Flecken" stellen? Schaffen wir es, über unseren „Tellerrand hinauszusehen"? Haben wir den notwendigen „Weitblick"?

Oder bewegen wir uns „kurzsichtig" durch das Leben? Letztendlich sind die Augen das „Tor zur Seele". Wie gut geht es dieser? Leuchtet sie hervor? Oder hängt sie trübe in den Seilen? Die Leber kann uns erinnern, immer wieder einmal den Blick nach innen zu richten und sich dem zu widmen, was wir dort sehen. Und von dort ausgehend „den Blick nach vorne zu richten".

Symptome, die aus Sicht der TCM auf eine (mögliche) Funktionsbeeinträchtigung hinweisen: Sehstörungen, Fehlsichtigkeit, Trockenheit der Augen, schnelle Rötung der Augen, Bindehautentzündung, Lichtempfindlichkeit, Empfindlichkeit der Augen gegenüber Wind, häufiges Blinzeln, Nachtblindheit, erhöhter Augeninnendruck, hervortretende Augen, Juckreiz

Die Leber beherrscht die Muskeln und Sehnen

Der Frühling ist die Jahreszeit von Aktivität. In keiner anderen Periode wachsen Pflanzen so schnell und so intensiv. Die TCM bringt Muskeln und Sehnen mit der Leber in Verbindung, weil es zu ihrer Lebensaufgabe zählt, zu tun, zu handeln, die Hand anzulegen, anzupacken, umzusetzen, fortzuschreiten in Richtung der eigenen Bestimmung. Erst dadurch wird eine Vision zu einem Ziel, das man realisieren kann. Ein Ziel zu verfolgen braucht aber auch Geduld und Flexibilität. Die Triebe junger Pflanzen sind genau das: flexibel. Voller Lebenssaft. Biegsam. Und trotzdem belastbar. So soll die Muskulatur sein, wenn es der Leber gut geht. Im Frühling unserer Lebensreise ist unser Körper auch weich und flexibel. Im Herbst und im Winter unserer Existenz werden wir hingegen spröde und hart. Das ist die Natur des Werdens, des Seins und des Vergehens.

Nur: Oft büßen wir schon wesentlich früher an Elastizität und Spannkraft ein. Vielleicht weil wir zu lange zu sehr unter Druck standen? Vielleicht weil zu sehr an uns gezerrt wurde? Vielleicht weil wir einen zu großen Rucksack zu tragen hatten? Vielleicht weil uns der Lebenshumor abhandengekommen ist und wir knochentrocken geworden sind? Das alles tut der Lebensaufgabe der Leber nicht gut, die sich ständig entfalten und wachsen will, und irgendwann gleichen wir einem spröden und verkrümmten Stück Holz, dem jeglicher (Lebens-)Saft fehlt.

Versucht man ein solches Stück Holz nun zu bewegen, dann wird das schwer möglich sein. Bewegt man es doch, beginnt es zu knarren, zu splittern, zu brechen. Ähnliche Symptome lassen sich auch bei unseren Muskeln und Sehnen beobachten, wenn der Leber der Frühling abhandengekommen ist. Es kann schneller zu Problemen kommen. Zu Verletzungen. Zu Entzündungen. Die Belastbarkeit ist geringer.

Man wird so dehnbar wie ein Stück Gusseisen, so flexibel wie eine Ziegelmauer. „Stocksteif": In vielen Fällen ein direkter Spiegel unseres geistigen und emotionalen Zustands. Umgekehrt können uns die der Leber hier zugeordneten Symptome darauf hinweisen, dringend etwas mehr Frühlingsqualität ins Leben zurückzuholen.

Symptome, die aus Sicht der TCM auf eine (mögliche) Funktionsbeeinträchtigung hinweisen: hoher Muskeltonus, eingeschränkte Beweglichkeit, geringe Flexibilität, generelle Steifheit, „Knacken" in den Gelenken, Sehnenscheidenprobleme, Sehnenscheidenentzündungen, Krämpfe, Taubheitsgefühle, gelegentliches Zittern der Extremitäten

Die Leber manifestiert sich in den Nägeln

Dass Hindernisse ein Problem für den Lebensdrang der Leber sein können, das hatten wir schon. Nur: Was tun? Ab und an kann es für ein Vorwärtskommen notwendig und wichtig sein, „die Krallen auszufahren". Die TCM bringt die Qualität der Aggression mit der Leber in Verbindung. Sinnvoll eingesetzt, kann uns Aggression helfen, unsere Träume umzusetzen, uns und unserem Weg treu zu bleiben, auch bei Widerstand und Gegenwind, so wie ein kleiner Trieb die Kraft besitzt, durch Asphalt zu wachsen, um seiner Mission zu folgen.

Manchmal begegnen uns einfach größere Brocken am (Lebens-)Weg. Oder ganze Gebirge an Herausforderungen. Das gehört dazu. Manchmal helfen Geduld und Flexibilität. Manchmal nicht. Dann brauchen wir unsere Nägel. Für den entscheidenden Durchbruch. Für etwas und für uns kämpfen zu können ist Teil des Lebens, ist Frühlingsqualität. Wie Blitz und Donner. Auch das gehört dazu.

Wie stark und wie kräftig unsere Nägel sind, gilt in der TCM als Ausdruck unserer Leber-Energie. Stabilität und Vitalität sind ein gutes Zeichen, wie auch ein gewisser Glanz und eine Ebenmäßigkeit. Brechen unsere Nägel leicht, reißen sie leicht ein, dann haben wir bloß „stumpfe Waffen" an den Händen. Meist ist es ja so, dass wir verlernt haben, einen konstruktiven Umgang mit der Kraft der Aggression zu finden. Statt diese Kraft nach außen zu bringen, beißen wir sie uns lieber ab. Manisches Nägelkauen wird daher auch als eine Fehlfunktion der Leber-Energie gesehen. Lieber alles „in sich hineinfressen" statt „Nägel mit Köpfen zu machen". Die Wut bleibt drinnen. Die Konfrontation wird vermieden. Lämmchen statt Wolf. Sicher: Auch die Ernährung hat einen Einfluss auf den Zustand unserer Nägel.

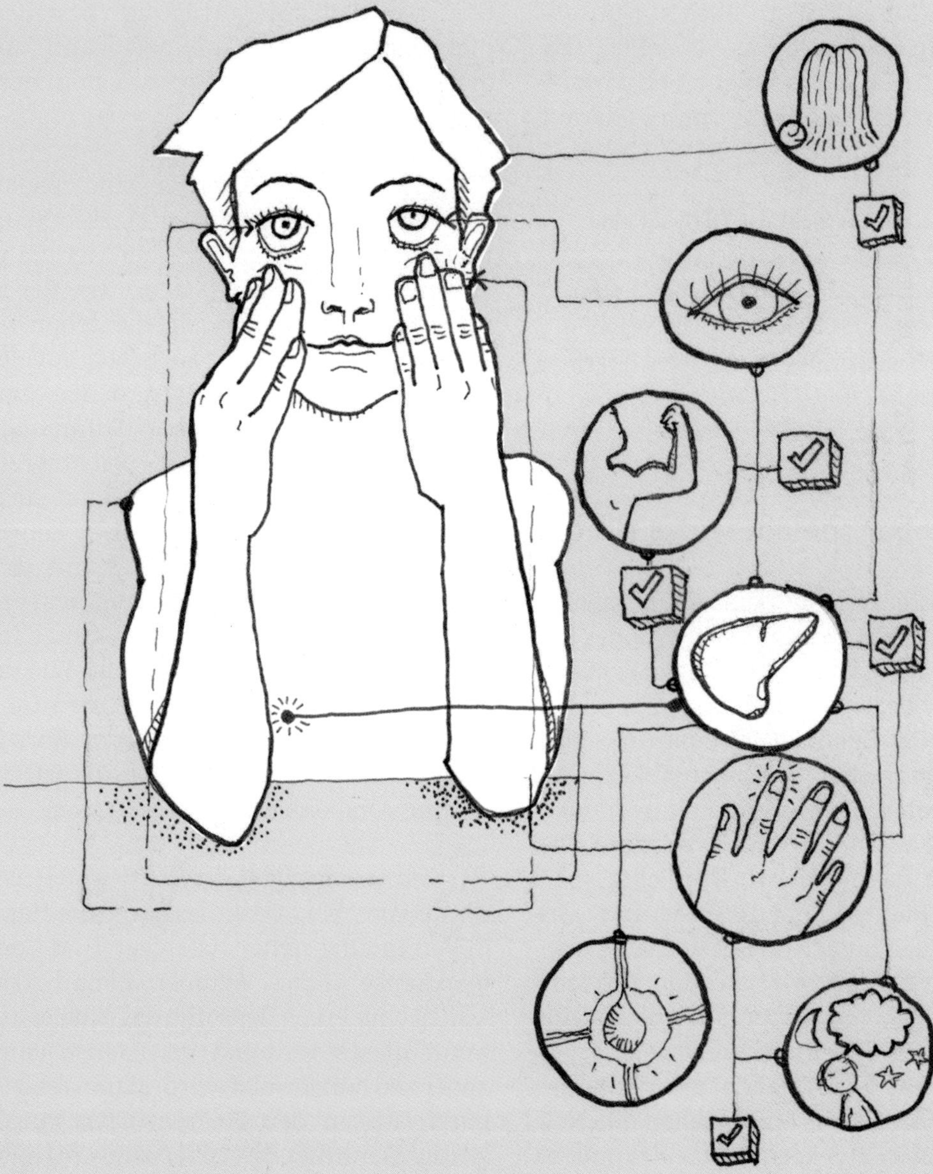

Denn keine Pflanze kann gut wachsen, wenn es dem Boden an Nährstoffen fehlt. Trotzdem: Ein kritischer Blick auf unsere Nägel kann uns helfen zu verstehen, wie kräftig unsere Krallen sind und ob wir diese auch einsetzen können, wenn es darauf ankommt.

Symptome, die aus Sicht der TCM auf eine (mögliche) Funktionsbeeinträchtigung hinweisen: dünne, blasse und brüchige Finger- und Zehennägel, Probleme mit dem Nagelbett, eingewachsene und verwachsene Nägel, Nägelkauen

Die Leber speichert das Blut

Seitenstechen ist ein interessantes Phänomen. Bei intensiver körperlicher Belastung kann es zu krampfartigen Schmerzen unter dem Zwerchfell kommen. Bei manchen Personen tritt es eher links auf, bei anderen rechts. Die genauen körperlichen Ursachen dafür konnten immer noch nicht verlässlich erforscht werden. Die TCM sieht das nüchtern: Die Leber speichert das Blut und gibt es wieder frei. Das sind die Rechtsstecher. Bei den Linksstechern ist mehr die Milz betroffen. Die Milz ist in der TCM das Blutorgan schlechthin. In beiden Fällen gilt: Braucht der Körper das Blut woanders, haben die „Blutorgane" zu wenig davon und machen auf sich aufmerksam. In Form von Krämpfen. Und Krämpfe gelten in der TCM generell als ein Zeichen, dass die Leber ihrer Funktion, das Blut zur Verfügung zu stellen, nicht optimal nachkommen kann, am deutlichsten zu bemerken am prämenstruellen Symptom (PMS).

Charakteristisch dafür sind Bauchschmerzen, aber auch ein starkes Spannungsgefühl entlang des Leber-Meridians, dessen Verlauf direkt über die Brüste führt. Dazu Beschwerden, die schon bei der Aufgabe der Leber in Bezug auf den freien Energie-Fluss angesprochen wurden, von Reizbarkeit über Stimmungsschwankungen bis zu Kopfschmerzen oder Völlegefühl. Das Blut kommt nicht frei. Staualarm. Und ein kleiner Reminder: bitte überprüfen, wie es mit dem Frühling im eigenen Leben aussieht, mit der Aggression, mit der Entfaltung, mit dem Freiraum. Am besten gleich. Wie immer gilt: Der Körper kann unseren Geist beeinflussen. Der Geist unseren Körper. Eine Wechselwirkung. Am besten ist, die Lösung von beiden Seiten anzugehen.

Und wenn wir schon vom weiblichen Zyklus sprechen: Dass dieser und die Haare in Verbindung stehen, ist in der TCM Common Sense. Glanz, Volumen, Zähmbarkeit – alles eine Frage der Fülle des Blutes, und wenn dieses während der Menstruation anderswo umgewälzt wird, dann fehlt es kurzfristig in den Haaren. Oder längerfristig. Denn hat die Leber zu wenig Blut, um es zu speichern und zu verteilen, dann können trockene und spröde Haare das

Resultat sein. Blut ist in der TCM Lebenssaft, der Saft, der im Frühling die Natur durchdringt und bis in den Winter hinein kontinuierlich abnimmt. Ab den Wechseljahren zeigt sich das ebenfalls an den Haaren. Sie beginnen oft dürr zu werden, wie die Blätter im Herbst. Und irgendwann fallen sie dann zu Boden.

Es geht aber nicht nur um die Quantität, sondern auch um die Qualität. Und da lässt der Fluss des Lebens wieder grüßen. Denn ein Wasser, das sich lange nicht bewegt, droht zu kippen. Natürlich: Unser Blut bewegt sich immer irgendwie. Aber es kann sich auch stauen. In den Venen. Blutgerinnsel können sich bilden. Staut sich die Leber-Energie, dann baut sich hoher innerer Druck auf, auch in den Blutgefäßen. Und kommt die Frühlingsenergie zum Stillstand, dann wird das Blut träge und fett. Wie ein Couch-Potato. Von daher werden auch viele Beschwerdebilder, die mit dem Blut in Verbindung stehen, der Leber zugeordnet, von Bluthochdruck über erhöhte Blutfettwerte bis zu Thrombosen.

Symptome, die aus Sicht der TCM auf eine (mögliche) Funktionsbeeinträchtigung hinweisen: prämenstruelles Syndrom (PMS), klumpiges Blut bei der Menstruation, schmerzhafte oder zu schwache Menstruationsblutung, Ausbleiben der Menstruation, blasse Gesichtsfarbe, blasse, trockene Lippen, trockene und brüchige Haare (vor allem die Haarspitzen), Bluthochdruck, gestaute Venen, Thrombosen

Die Leber beherbergt den Elementargeist Hun

In fünf Organen siedelt die TCM sogenannte Elementargeister an. Ein Elementargeist ist der Deckmantel für alle geistigen, emotionalen und spirituellen Aspekte, die mit einer bestimmten Grundqualität – bei der Leber mit der Frühlingsqualität – in Verbindung gebracht werden. Der Hun, der Elementargeist in der Leber, ist die personifizierte Blaupause für die Lebensaufgabe der Leber. Viele seiner Eigenschaften wurden in diesem Kapitel schon angesprochen. Nur eine noch nicht: Ein entspannter Hun ist das beste Ruhekissen. Was bedeutet das?

In der TCM gilt die Leber als Speicher aller Eindrücke, die wir im Laufe des Lebens ansammeln. Ein solcher Speicher kann auch als unser Unterbewusstsein betrachtet werden.

Die TCM geht da einen Schritt weiter und sagt: Der Hun nimmt sogar Erfahrungen aus den letzten Inkarnationen mit. Daher der Name Wanderseele. Oder auch: Speicherbewusstsein. Ob man das ernst nimmt oder nicht, hängt vom Glaubenssystem ab, dem man sich verschrieben hat. Bleiben wir also lieber beim Alltäglichen. Also bei den täglichen Eindrücken. Auch die werden in der Leber gespeichert. Physiologisch betrachtet ist die Leber unsere Stoffwechsel- und Entgiftungszentrale. Sie baut aus dem Blut ab, was dem Körper nicht guttut. In der TCM macht die Leber dasselbe mit den Dingen, die uns im Kopf oder im Herzen belasten. Und das macht sie bevorzugt in der Nacht.

Je mehr wir zu verarbeiten haben, desto mehr Aktivität gibt es zur Zeit unseres Schlafes. Und das trübt natürlich dessen Qualität. Wir erinnern uns: Die Leber liefert uns innere Bilder. Sie liefert uns nicht nur die größeren oder kleineren Lebensvisionen, sie füttert auch unsere Träume mit dem, was sie hat. Sie arbeitet mit dem Stoff, den wir ihr zu Verfügung stellen. Aus welchem Stoff sind nun unsere Träume gewebt? Viele Formen von Schlafstörungen zählen zu einer Fehlfunktion der Leber, die laut TCM ihre größte Aktivität zwischen 1:00 und 3:00 morgens hat. Wer in dieser Zeit häufig aufwacht oder besonders unruhig schläft, sollte sich vermehrt mit der Lebensaufgabe der Leber beschäftigen. Denn: „Ein ruhiges Gewissen ist das beste Ruhekissen". Was bedeutet das? Dass wir mit Freude, Leichtigkeit und Flow durch den Alltag gleiten. Klar, das gelingt nicht immer, das gelingt niemandem rund um die Uhr. Aber es sollte auch nicht sein, dass unsere Leber Nacht für Nacht Schwerarbeit machen muss, um den gesamten angestauten geistigen und emotionalen Restmüll zu beseitigen. Denn das macht nicht nur müde. Sondern auch mürbe. Und entfernt uns immer weiter von dem Frühling, für den die Leber eigentlich steht.

Symptome, die aus Sicht der TCM auf eine (mögliche) Funktionsbeeinträchtigung hinweisen: Schlaflosigkeit, oberflächlicher Schlaf, lebhafte Träume oder sogar Albträume

Die Leber in Deinem Freundschaftsbuch

Meine Lieblingsfarbe: Grün

Meine Lieblingsjahreszeit: Frühling

Meine Lieblingshimmelsrichtung: Osten

Meine Lieblingstageszeit: zwischen 1:00 und 3:00 in der Nacht

Wenn ich ein Tier wäre: ein Büffel

Das stört mich: wenn es zu windig ist

Dabei blühe ich auf: Bewegung, Kreativität, Überraschungen

Das esse ich gerne: sauer, Dinkel, Grünkern, viele frische Sachen, Salat, Sprossen, grünes Gemüse wie Kohl, Kohlrabi, Fenchel, Spinat, Brokkoli ...

Das sollte ich vermeiden: Scharfes, Alkohol, zu viel Fleisch

Ich schätze: Geduld, Toleranz, Gelassenheit

Ich tue mir schwer mit: Ungeduld, Aggression, Nostalgie

Das kann ich besonders gut: schreien, wenn mich etwas ärgert

Was mir an mir gefällt: meine Muskeln, meine Nägel

Wen ich gerne mag: die Gallenblase

In einer Beziehung brauche ich: viel Freiraum

Das wollte ich Dir schon immer gerne sagen: Träume nicht Dein Leben. Lebe Deine Träume. Lebe frisch und frei. Einfach von der Leber weg.

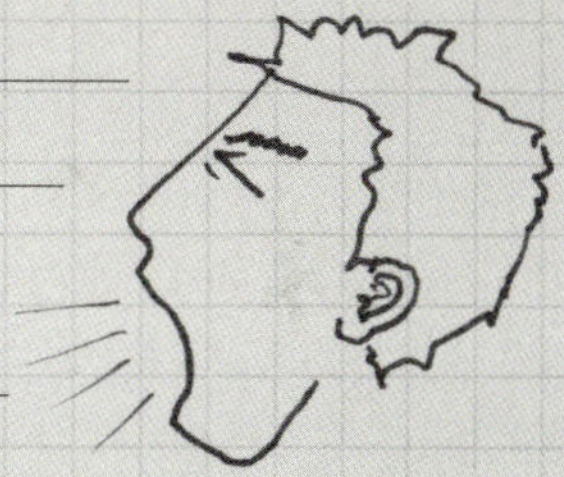

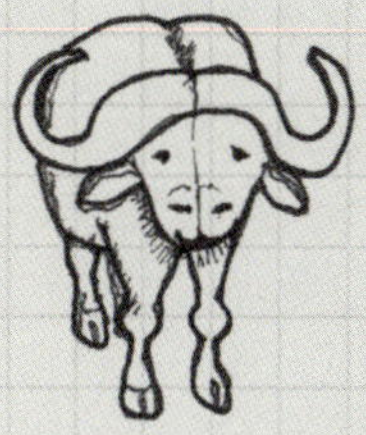

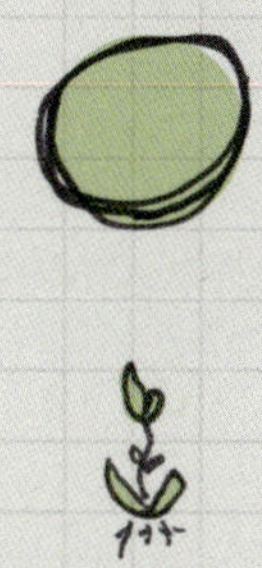

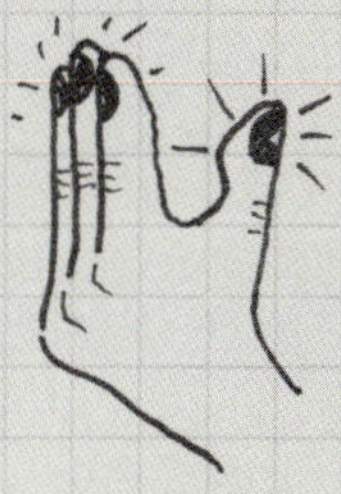

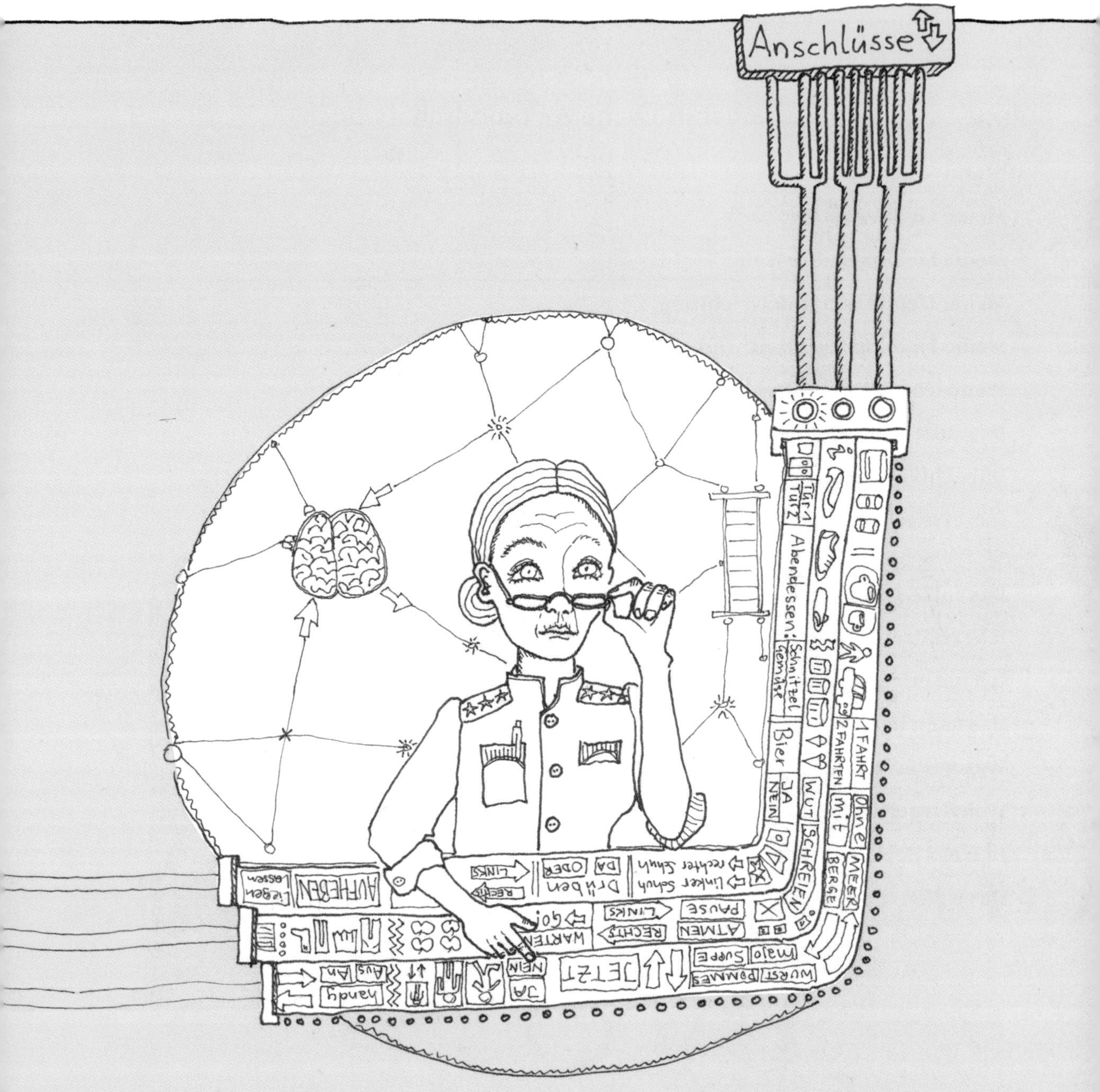
Anschlüsse
Tür 1
Tür 2
Abendessen:
Schnitzel
Gemüse
Bier
JA
NEIN
WUT
SCHREIEN
1 FAHRT
2 FAHRTEN
Ohne
mit
MEER
BERGE
AUFHEBEN
liegen lassen
LINKS
RECHTS
DA
ODER
Drüben
rechter Schuh
linker Schuh
PAUSE
ATMEN
WARTEN
Go!
JETZT
majo
Suppe
WURST
POMMES
handy
Aus
An

Die Gallenblase

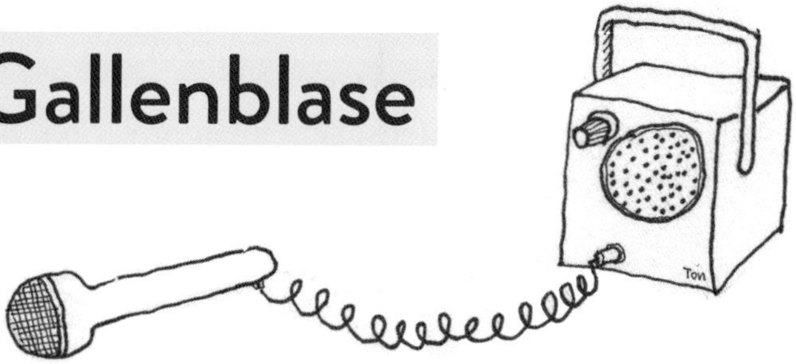

Guten Morgen, liebe Gallenblase, wie geht es Dir heute?
Erstens kann ich kann mich nicht erinnern, dass wir per Du sind. Und sprichst Du mich nochmal mit lieb an, dann kommt mir die Galle hoch. Das kann giftig werden. Hast Du mir zumindest einen Kaffee mitgebracht? Ohne Milch und Zucker?
Äh, ja ... Und wie soll ich Sie jetzt ansprechen?
Zumindest mit Frau General. Oder Befehlshaberin. Besser Oberbefehlshaberin.
Verzeihen Sie, Frau General, aber ... wie soll ich sagen, ist das nicht ein bisschen ... Sie sind ja eigentlich ein recht kleines Organ im Körper ...
Ja? Und? Hängen die Fähigkeit zu Verantwortung und die Kraft der Entschlossenheit etwa mit der Größe zusammen? Willst du mir einen Napoleon-Komplex unterstellen?
Also ... Jetzt, wo Sie es sagen ... Sind nicht viele große Menschen eigentlich eher klein gewachsen?
Jetzt hör mal zu, Du Kleingeist! Du hast ja keine Ahnung! Weißt Du, was das wirkliche Problem der Menschen ist? Sicher nicht die Körpergröße! Nein. Die Menschen haben generell furchtbaren Schiss vor Verantwortung. Und sie haben auch furchtbaren Schiss vor Entscheidungen. Sie übernehmen einfach nicht das Steuer in ihrem Leben. Sie sind feige und abwartend. Und dann wundern sie sich, wenn alles aus dem Ruder läuft. Oder wenn sie willenlos durch die Gegend treiben, wie Blätter im Wind. Das ergibt in Summe nur mehr lauwarme Kompromisse, ob privat oder beruflich. Die meisten Menschen sind groß bei kleinen Entscheidungen und klein bei großen Entscheidungen. Mein Job ist es, mich mit diesem ganzen Krempel auseinanderzusetzen. Mir steht das schon bis hier. Kein Wunder, dass so viele meiner Kolleginnen frühzeitig nicht mehr können und lieber rausgeschnitten werden als weiterzumachen.
Aber wie sind Sie dann überhaupt zu Ihrem Job gekommen? Sie wirken ja nicht recht glücklich damit.
Irgendjemand muss ihn ja machen, oder? Ich hänge da an der Leber dran. Die ist ja fein raus mit ihren hochtrabenden Visionen, ihren fantasievollen Plänen. Klingt super. Toll, liebe Leber. Danke schön. Aber da fangen die Probleme an. Ein Traum bleibt so lange ein Traum, bis man sich entschließt, ihn auch anzugehen und umzusetzen. Dazu braucht es gewisse Eigenschaften und Qualitäten.

Hier komme ich ins Spiel. Ich setze mich dafür ein, dass die Menschen nicht irgendwann auf einen Lebensweg zurückblicken, der mit lauter Hätte-ich-Dochs und geplatzten Seifenblasen gepflastert ist. Man kann das Leben träumen. Oder Träume leben. Ich organisiere die Frühlingsenergie und somit auch die Leber derart, dass das wirklich passieren kann. Dass die Menschen fähig sind, den Mut für Entscheidungen an den Tag zu legen, vor allem an den großen Lebenskreuzungen.

Darf ich eine Frage stellen?

Da haben wir's. Darf ich dies, darf ich das. Darf ich dieses, darf ich jenes. Nein. Darfst du nicht.

Aber ...

Jetzt spuck's endlich aus. Genau das macht mich wahnsinnig. Dieses ewige Zaudern. Dieses dauernde Zögern. Dieses vorsichtige Vortasten. Und dann ist die Chance schon vorbei. Wie im Leben.

Wie kann man das eigentlich erklären, also, dass Sie, Frau General, mit so wichtigen Aspekten in Verbindung stehen? Wo ist hier die Verbindung von Psyche und Körper?

Das hast Du schon oft genug am eigenen Leib erfahren, da bin ich mir sicher. Du hast einen Traum, ob groß oder klein. Dieser fühlt sich gut an. Aber Du entscheidest Dich nicht dafür. Dann entscheidet wer anderer. Oder das Leben entscheidet für Dich. Wie auch immer, du machst nicht Dein Ding. Wie geht es Dir damit? Zum Frühling macht Dich das nicht. Wachsen wirst Du auch nicht. Du bleibst einfach stehen. Und Dein Leben wird langsam einen bitteren Beigeschmack bekommen, bitter, wie meine Flüssigkeit. Die kann dann auch mal hochkommen. Irgendwann spuckst Du dann Gift und Galle. Du wirst bitter, bitterer, vollkommen verbittert, vergiftest Dein Umfeld und Dich selber. Bis Du völlig versteinert bist und Dich nicht mehr bewegen kannst. Festgefahren. Du drückst sehr wohl über den Körper aus, wie sehr Du auf mich hörst. Was glaubst Du, woher die ganzen Gallensteine kommen?

Von der Ernährung?

Und wer entscheidet, was Du isst? Wer lässt entschlossen weg, was Dir nicht guttut? Wer übernimmt diesbezüglich die Verantwortung? Auch hier sollten die Menschen auf mich hören, statt ständig ihrem schwachen Willen zu unterliegen. Die weitaus häufigere Ursache für Gallensteine: Wenn ich nicht benötigt werde oder wenn die Bestandteile meiner Flüssigkeit nicht im richtigen Verhältnis sind. Und was bringt mich aus dem Gleichgewicht? Was lässt mich verkümmern? Der mangelnde Punch im Leben! Schau, mir ist das letztendlich herzlich egal. Glaub es mir oder glaub es mir nicht. Was ich aber ganz sicher weiß: Dass den meisten Menschen ein Tritt in den Hintern guttun würde, wenn es um Selbstverantwortung geht. Jetzt mal ganz ehrlich: Bist Du General in Deinem Leben? Hast Du die Zügel in der Hand? Oder bist Du ein klassischer Befehlsempfänger und lässt Dich die ganze Zeit herumkommandieren? Ja? Nein? Falls ja, dann solltest du wirklich mehr auf mich hören!

Die Lebensaufgabe der Gallenblase

Die Gallenblase hat von der TCM den Titel General bekommen. Mit gutem Grund. Wie die Leber ist sie ein Frühlingsorgan. Und die fantasievolle Leber braucht die Handschlagqualität der Gallenblase. Die Leber plant. Die Gallenblase setzt um. Wenn die Leber die Architektin ist, dann ist die Gallenblase die Baumeisterin. Sie trifft die wichtigen Entscheidungen. Sie hat den Mut dafür. Sie verfügt über die notwendige Entschlossenheit. Sie zögert nicht, sie zaudert nicht, sie handelt. Geradlinig und direkt. Mit Nachdruck. Sie ist eine Macherin mit einem leichten Faible für Macht. Gilt es, Verantwortung zu übernehmen, dann hebt die Gallenblase als erstes Organ die Hand, um „hier!" zu schreien. Wobei sie gerade dabei ein bisschen aufpassen sollte, denn sie neigt dazu, sich zu viel umzuhängen. Dann kann der Frühling unter der Last der Verantwortung ersticken. Dann opfert sich der General dem Dienst an der Allgemeinheit und vergisst auf sich selbst.

Daher wird der Gallenblase in der TCM auch die Gabe des Gleichgewicht-Haltens zugeschrieben. Verantwortung ist super, aber bitte schön auch und vor allem für das eigene Wohlbefinden. Macht bringt Prestige, Eigenmacht bringt Gesundheit und Zufriedenheit. Eine vitale Gallenblase verleiht uns die Kraft, das Steuer auf unserem Lebensboot fest in die Hand zu nehmen und all die notwendigen Handlungen auszuführen, die zum Erreichen kleinerer wie größerer Ziele notwendig sind. Sie steht für Entscheidungsfreudigkeit und sorgt dafür, dass der Frühling in uns sicher seine Blüte erreicht und das Leben frei von einem „bitterem Beigeschmack" ist. So muss die „Galle nicht hochkommen", um nach dem Rechten zu schauen.

Was wir von der TCM über die Gallenblase lernen können

Die Gallenblase kontrolliert die Seiten

Ausgerechnet dieses kleine Organ verfügt in der TCM über den längsten aller Meridiane: Er verläuft über die Außenseite des Körpers, von den Augen beginnend bis hinunter zu den Zehen. Daher sagt die TCM, dass die Gallenblase unsere Seiten kontrolliert. Wie gut sie diese Funktion erfüllt, kann sich auf drei unterschiedliche Arten zeigen. Befindet sich zu viel Spannung im Gallenblasen-Meridian, dann kann man sich das wie ein Korsett vorstellen, das uns von den Seiten ausgehend einschnürt. Befindet sich zu wenig Spannung im Gallenblasen-Meridian, dann bekommt der Körper zu wenig seitliche Unterstützung: Das Korsett ist zu locker. Wie bei einem Strauß Blumen, der nicht ausreichend zusammengehalten wird, können sich Strukturen in Folge auflösen bzw. destabilisieren.

Das rechte Maß an Spannung sorgt für eine lebendige Stütze, freien Bewegungsspielraum und eine Bündelung der Kräfte nach vorne.

Wie kommt es nun zu einem Übermaß an Spannung? Vor allem durch inneren wie äußeren Druck. Das kann Druck in der Arbeit sein, Druck in der Partnerschaft, finanzieller Druck, Druck, den man sich selber auferlegt, aber auch gesellschaftlicher Druck oder Druck durch Krisensituationen. So oder so: Auf Druck ist die Gallenblase besonders empfindlich. Im Endeffekt ist sie auch ohne diesen bereits sehr gefordert. Man geht davon aus, dass wir pro Tag bis zu 20.000 Entscheidungen zu treffen haben, die meisten davon müssen blitzschnell und im Moment erfolgen. Sprich: Die Gallenblase hat in ihrer Rolle als unsere Entscheidungsinstanz so oder so schon viel zu tun. Wird diese dann noch mit zusätzlichem Druck konfrontiert, bekommt sie Stress, und Stress ist Spannung. Besonders übel: Druck in Verbindung mit einem engmaschigen Zeitfenster. Stichwort Todeslinie. Geht es noch übler? Ja. Wenn der ganze (Zeit-)Druck auch noch eine emotionale Ladung übergestülpt bekommt. Dann sind wir „zum Zerreißen gespannt“. Das entspricht so überhaupt nicht der frischen und flexiblen Energie des Frühlings, nicht der Lebendigkeit sich freudvoll entfaltender Pflanzen. Nein. Vielmehr kann das zu Bitterkeit und Gereiztheit führen. Das kann die „Galle zum Überlaufen“ bringen. Bis man „Gift und Galle spuckt“.

Die Sache mit dem seitlichen Korsett ist die: Ist es zu eng geschnürt, verlieren wir an Beweglichkeit. Wir fühlen uns beengt. Es fehlt uns die Luft zum Atmen. Das Leben schnürt uns ein. Verspannungen vor allem rund um die großen Gelenke können die Folge sein. Diese Verspannungen führen zu einer schlechteren Versorgung dieser Körperregionen und auch dazu, dass es vermehrt zu Reibung durch Fehlstellungen kommen kann – und so Abnützungserscheinungen der Boden geebnet wird. Das ist der eine Aspekt. Der andere: Quetscht man eine Tube von der Seite fest zusammen, dann schießt der Inhalt nach oben. Unser Körper ist wie eine große Tube aus Fleisch und Knochen. Und unter Spannung quetscht die Galle gerne: Die Gallenblasen-Energie schießt hinauf und macht ordentlich Dampf. In der TCM werden viele Symptome im oberen Körperbereich der Gallenblase zugeordnet, von Kopfweh über Ohrensausen bis hin zum Schlaganfall. Vor allem dann, wenn sich die Symptome einseitig zeigen, denn die Gallenblase kontrolliert nicht nur die Seiten, sie sorgt auch für deren Koordination. Eine Fehlfunktion der Galle führt meist zu einem deutlichen Ungleichgewicht zwischen links und rechts, das sich eben auch in Krankheitsbildern zeigen kann. So viel zum engen Korsett.

Was ist aber, wenn dieses zu locker geschnürt ist? Wenn es der Gallenblase an Kraft fehlt? Das bringt einen Verlust von Stabilität. Statt der Enge beginnt nun alles zu zerfließen.

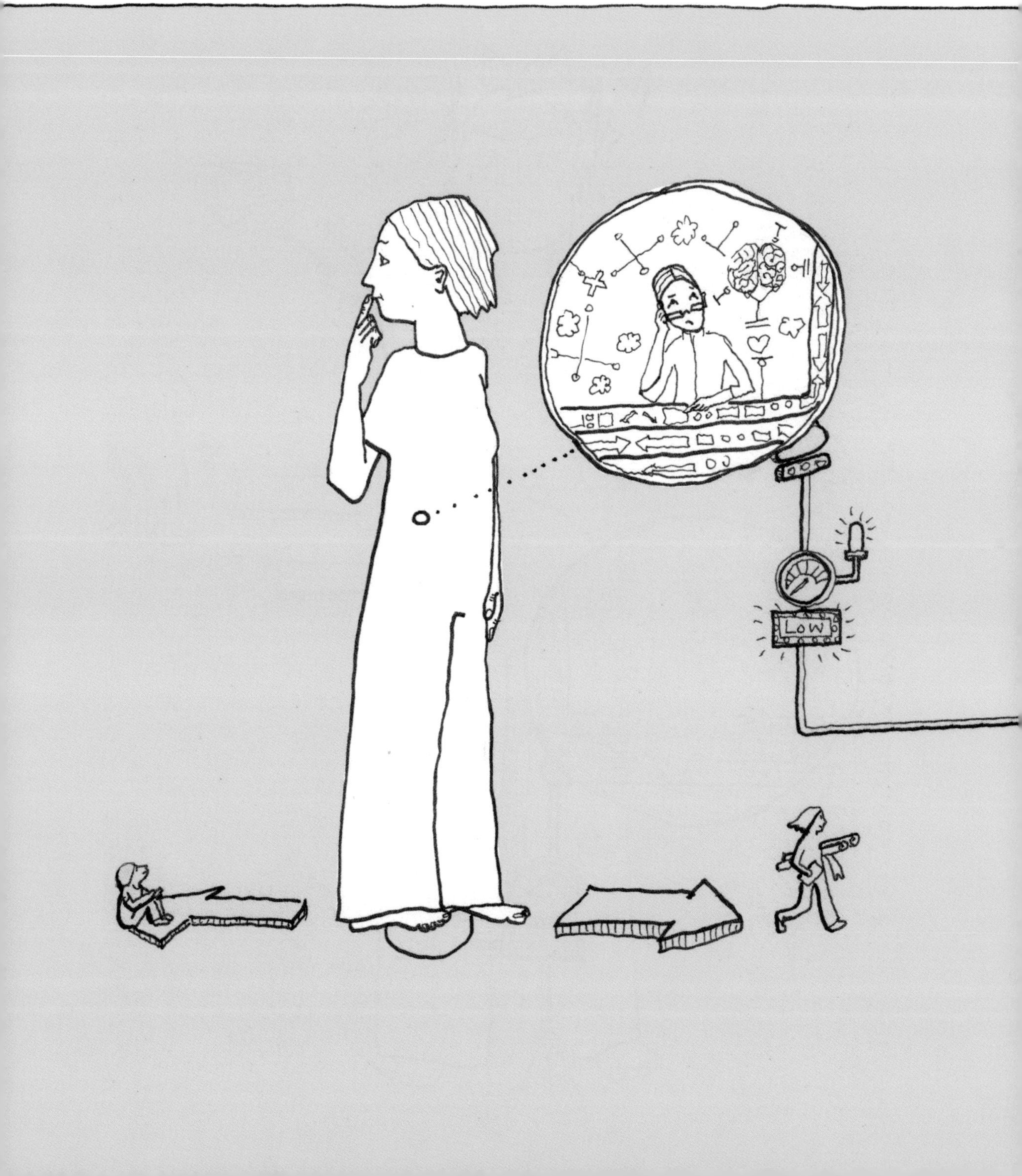
LOW

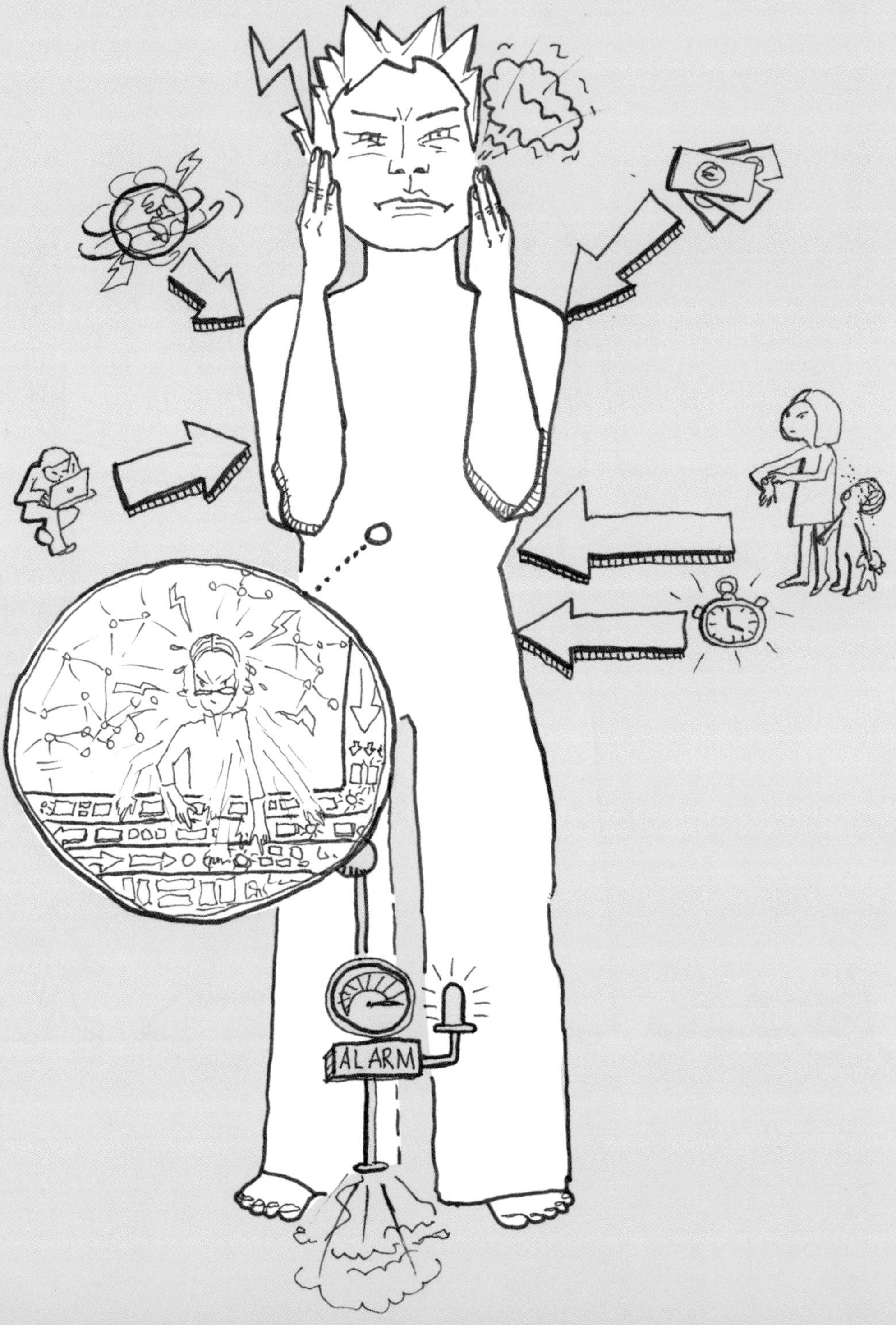
ALARM

Wir verlieren den Boden unter den Füßen, weil wir ohne körperlichen (Rück-) Halt zu schwanken beginnen. Gleichgewichtsstörungen können sich zeigen, Drehschwindel. Aber auch in den Gelenken geht's rund. Schultern springen aus ihrer angestammten Position. Hüften ebenso. Wirbel beginnen sich zu bewegen. Dem General Gallenblase entgleitet ihr Heer, sie kann es nicht mehr bündeln. Die Ursache? Die Galle ist zu yin, sagt die TCM. Yin ist weich. Nachgiebig. Geduldig. Das sollten keine Charaktereigenschaften eines Generals sein. Der braucht schon ein bisschen diese Spannung, um seinen Job gut zu machen. Er braucht das richtige Maß an Spannung, das die Kräfte bündelt und zielgerichtet zum Einsatz bringt.

Das wäre der Idealzustand, die dritte aller Möglichkeiten: Ein guter Tonus rundherum, entspannt angespannt, angespannt entspannt. Nicht zu locker, nicht zu fest. Ein gutes Gefühl für die Seiten, ein hohes Niveau an Koordination und Symmetrie. Keine Zerrissenheit, kein Wanken, gerade Linien, bereit zum Sprung nach vorne. Wie immer sieht die TCM hier Parallelen zwischen der physischen und der psychischen Ausprägung. Eine hohe Spannung in der Gallenblase kann zu einer gewissen Sturheit führen. Zu einem Mangel an Flexibilität. Zu einem starren Kopf, der immer durch die Wand will. Der keine Möglichkeiten links und rechts sieht. Der auch nicht fähig ist, das Schöne und die Überraschungen abseits eines eher rigiden Lebensweges zu genießen. Das Gegenteil davon: Das Fähnchen im Wind, das selber keine Entscheidungen zu treffen vermag. Das Blatt im Wind. Mit dem gespielt wird. „Wer sein Herz ausschütten kann, dem wird die Galle nicht überlaufen", heißt es. Das bedeutet: Wenn der General Gallenblase unsere Träume in die Realität umsetzt, dann sind Freude und Gelassenheit die Folge. Genau so soll es sein.

Symptome, die aus Sicht der TCM auf eine (mögliche) Funktionsbeeinträchtigung hinweisen: Schulter- und Nackenverspannung, eingeschränkte Schulterbeweglichkeit, Schulterschmerzen, Schulterarthrose, Rückenschmerzen, Gleitwirbel, eingeschränkte Hüftbeweglichkeit, Hüftschmerzen, Hüftarthrose, Ischialgien, Flankenschmerzen, seitlicher Kopfschmerz (mit Schwindel, Erbrechen, Zangengefühl), einseitige Sehstörung, Ohrensausen, Menière-Syndrom, Gleichgewichtsstörung, Drehschwindel

Die Gallenblase trifft Entscheidungen

Du gehst einen Weg entlang und plötzlich stehst Du vor einer Kreuzung. Es geht nach links, nach rechts und weiter geradeaus: Jetzt musst Du eine Entscheidung treffen. Das ist die Aufgabe der Gallenblase. Ist Deine Gallenblase gut in Form, dann kann sie rasch einen Entschluss fällen und zu diesem mit Mut, Vertrauen und Selbstvertrauen stehen.

Ist Deine Gallenblase geschwächt, dann wirst Du jedoch ewig vor der Kreuzung stehen bleiben und überlegen, was Du nun tun sollst. Hast Du Dir dann doch endlich mal einen Ruck gegeben, dann haderst Du natürlich sofort mit Deiner Entscheidung, nimmst diese nochmal retour und überlegst von Neuem. Solltest Du irgendwann einmal weitergehen müssen – ob auf der Basis einer eigenen Entscheidung oder weil für Dich entschieden wurde –, dann wird Dich das nagende Gefühl begleiten, sicher etwas falsch gemacht zu haben. Ein General voll nagender Zweifel.

Es kann aber auch sein, dass Du die Kreuzung einfach übersiehst, dass Du stur weiter geradeaus rennst und nicht einmal erahnst, dass es hier eine Möglichkeit zum Abbiegen gegeben hätte. Der pure Tunnelblick. Eine starre Entschlossenheit, die alles andere ausblendet. Die Gallenblase kann also entscheidungsfreudig, entscheidungsschwach oder engstirnig sein. Interessant ist hierbei der Verlauf des Gallenblasen-Meridians. Er kontrolliert nicht nur die Seiten, sondern auch den Kopf und da vor allem das Gehirn. Weiters verbindet er den Kopf mit dem Motor fürs Vorwärtskommen, unserer Hüfte. Ideal ist es, wenn bei Entscheidungen Logik und Gefühl deckungsgleich sind, also linke und rechte Gehirnhälfte dasselbe wollen und sich nicht dauernd in einem inneren Konflikt aufreiben, der zu gar nichts führt außer zu einem Auf-der-Stelle-Treten. Und natürlich sollen die Entscheidungen auch umgesetzt werden.

Daher die Verbindung zum Motor. Die Umsetzung beginnt immer mit dem ersten Schritt. Schwierigkeiten mit Entscheidungen bedeutet, dass der Frühling nicht vom Fleck kommt. Er mag nicht blühen. Er mag sich nicht entfalten. Oft steht dahinter die Angst vor Verantwortung oder die Scheu vor Konflikten. Der innere General befindet sich noch im Kindermodus, hat es lieber, wenn andere die Verantwortung übernehmen, auch für die eigene Person und das eigene Leben. Er zeigt sich gerne brav und lieb, selbst wenn es innerlich bereits brodelt, selbst wenn man innerlich bereits kocht. Die Energie der Gallenblase verklumpt und als Ernte gibt es Steine. Oder Entzündungen. Natürlich: Das sind Zusammenhänge, die übertrieben einfach hergeholt scheinen. Trotzdem: Bei all diesen Symptomen lohnt es sich durchaus, Selbstreflexion zu betreiben und zu hinterfragen, wie es mit dem inneren General aussieht und ob es nicht Sinn machen würde, diesen mehr in den Alltag zu integrieren.

Symptome, die aus Sicht der TCM auf eine (mögliche) Funktionsbeeinträchtigung hinweisen: Entscheidungsschwierigkeiten, rasche Entscheidungsänderungen, Angst vor Verantwortung, Überverantwortung, Konfliktscheue, Schwierigkeiten mit Nähe, rasche Aggressionsmuster, Neigung zu bitterem Mundgeschmack (in der Früh), schwankender Bluthochdruck, erhöhte Blutfettwerte, Gallensteine, Gallenblasen-Entzündung, Völlegefühl vor und nach dem Essen

Die Gallenblase in Deinem Freundschaftsbuch

Meine Lieblingsfarbe: Grün

Meine Lieblingsjahreszeit: Frühling

Meine Lieblingshimmelsrichtung: Osten

Meine Lieblingstageszeit: zwischen 23:00 und 1:00

Wenn ich ein Tier wäre: eine Ratte

Das stört mich: wenn sich ständig etwas ändert

Dabei blühe ich auf: Herausforderungen, Abenteuer

Das esse ich gerne: bittere Lebensmittel wie Blattsalate, Löwenzahn, Artischocken ...

Das sollte ich vermeiden: Scharfes, vor allem Knoblauch und Zwiebel, sehr fette Sachen, frittierte Speisen, Gegrilltes, Alkohol

Ich schätze: Entschlossenheit, Verantwortungsbewusstsein, Mut

Ich tue mir schwer mit: Abwarten, Schüchternheit, Delegieren

Das kann ich besonders gut: auf den Tisch hauen, wenn mich etwas ärgert

Was mir an mir gefällt: meine Hüfte, meine Schulterblätter

Wen ich gerne mag: die Leber

In einer Beziehung brauche ich: Raum für mich selber

Das wollte ich Dir schon immer gerne sagen: Es ist eine Entscheidung, Verantwortung für sein Leben zu übernehmen!

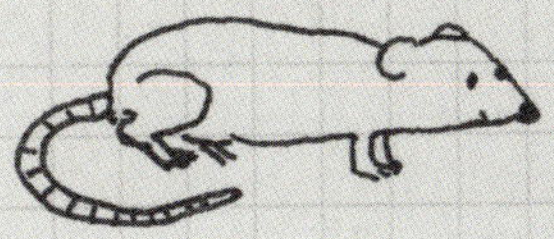

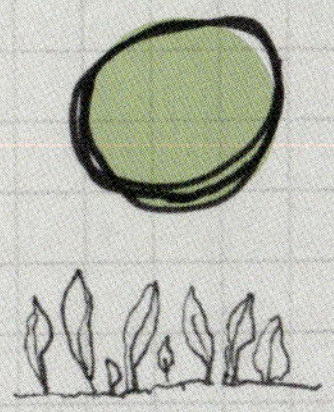

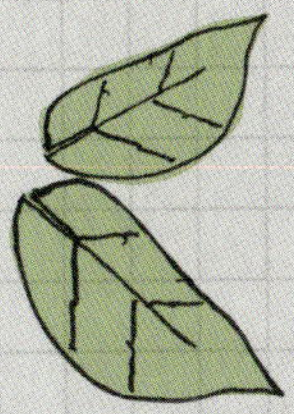

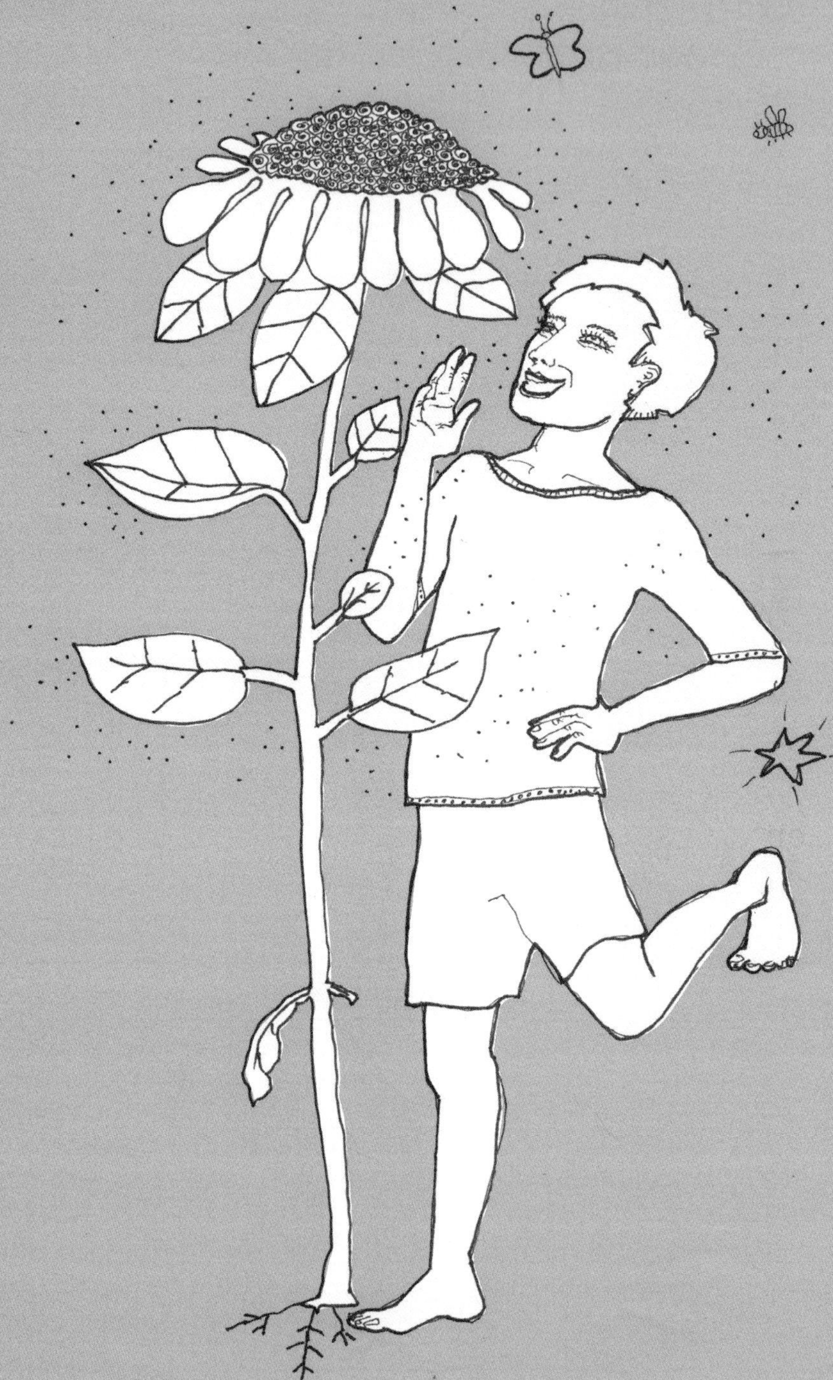

Die Sommerorgane
Herz und Dünndarm

Die Zeit des Feuer-Elements ist der Sommer und dieser lädt uns ein, das Leben zu feiern. Das Wachstum hat seinen Höhepunkt erreicht. Licht und Wärme dehnen sich aus. Es geht um Freude, um Offenheit, um Kommunikation, um Verbindung. Aber auch um Erkenntnis. Weil das Feuer-Element für das Licht der Erkenntnis steht. Herz und Dünndarm bringen Dir gleichermaßen Leidenschaft und Klarheit ins Leben.

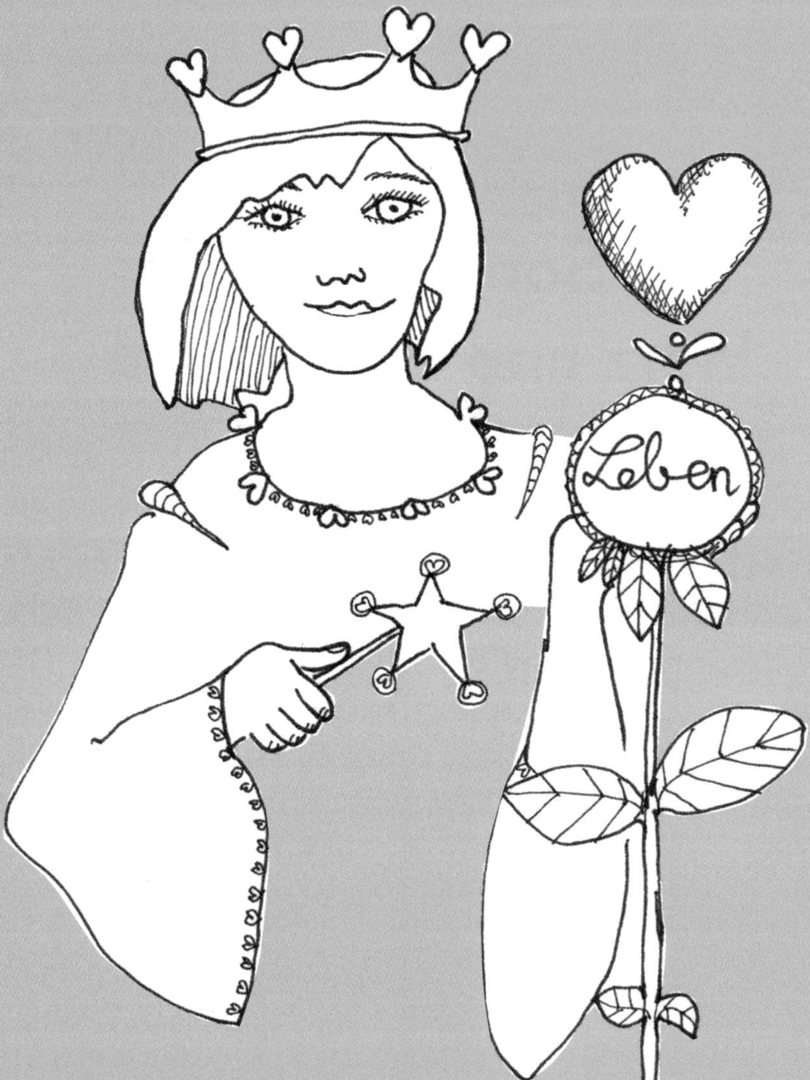
Leben

Das Herz

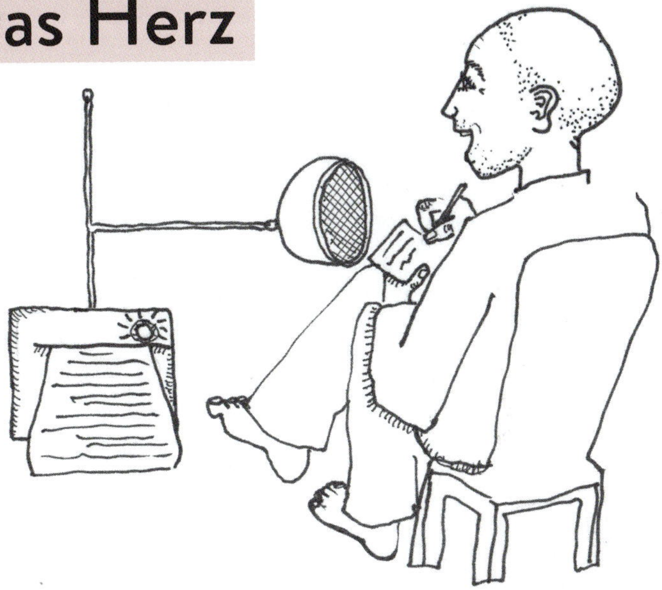

Mahlzeit, eure Majestät, wie geht es Ihnen heute?
Ach, lass doch bitte diese Förmlichkeit weg. Immer diese höfliche Distanz. Dieser Anstand und Abstand in der Sprache. Dabei würde uns allen ein bisschen mehr Nähe guttun. Ein bisschen mehr Verbindung. Ein bisschen mehr Herzlichkeit. Mach Dich locker. Öffne Dein Herz.

Äh, ja, danke, aber ich habe gerade mit der Gallenblase gesprochen und die …
… ist immer ein bisschen gereizt, ich weiß. Daher legt sie auf ihren Generalstatus ja so viel Wert. Nur so kann sie den notwendigen Arschtritt verteilen. Das geht halt schwer, wenn man jemanden zu nahe steht oder zu liebevoll ist. Aber jedes Organ hat eine andere Aufgabe.

Was genau ist Deine Aufgabe?
Eigentlich bin ich die oberste Instanz im Körper, die Kaiserin. Oder auch der Kaiser, spielt keine Rolle. Aber wer hört heutzutage noch auf mich? Wer befolgt noch meinen Rat? Im Endeffekt wäre es ja gar nicht so schwer. Richte Dich nach mir und Du wirst glücklich werden. Du wirst Spaß im Alltag haben. Du wirst Leidenschaft und Intensität verspüren. Du wirst mit all den Qualitäten in Kontakt kommen, die das Leben wirklich lebenswert machen. Genau deswegen bin ich ja die Kaiserin. Weil Erfolg und Ansehen, Status und Wohlstand, alles schön und gut. Aber wenn das Herz nicht dabei ist, was sind all diese Dinge wirklich wert? Du kannst reich und arm sein. Arm im Herzen. Oder arm und reich. Reich im Herzen. Der Jackpot ist natürlich beides.

Wenn Du so wichtig bist, warum hört dann niemand mehr auf Dich?
Weil die Menschen von Kindheit an lernen, mehr dem Denken als dem Herzen zu vertrauen. Sind sie erwachsen, hören sie zwar noch meine Stimme, ganz leise in den Tiefen ihrer Seele. Aber sie trauen ihr nicht mehr. Deswegen treffen sie die meisten Entscheidungen mit dem Kopf. Aber wirklich zufrieden macht sie das nicht, oder irre ich mich da?
Ich glaube nicht. Aber wie kann ich lernen, dieser Stimme wieder mehr zu vertrauen?
Dazu brauchst Du Unvernunft und Leichtsinnigkeit!
Wie bitte?
Schau, wir räumen der Vernunft in unserer Gesellschaft so viel Raum ein, furchtbar ist das. Dabei weiß doch jeder, dass es erst dann spannend wird, wenn wir die Grenzen der Vernunft verlassen. Vernunft ist ein Aspekt der Logik und der Ordnung. Zur Vernunft gehören viele Regeln. Viel zu viele für meinen Geschmack. Aber es gilt: Beachte alle Regeln und Du bist vernünftig. Klar, ein gewisses Maß an Regeln muss sein. Aber doch nicht, wenn es um Dein ganz persönliches Leben geht! Was bitte ist mit dem Fühlen? Was berührt uns direkt im Herzen? Was macht uns wahrhaftig lebendig? Folgt denn die Liebe der Vernunft? Liebe liebt Leichtsinn, oder etwa nicht? Bist Du verliebt, machst Du komische Dinge am laufenden Band. Bist Du verliebt, bist Du unvernünftig wie ein kleines Kind. Dafür fließt das pure Leben durch Deine Adern. Die Augen gewinnen ihr Leuchten zurück, die Zunge erhält ihr Lachen retour. Deine Sinne werden wieder leicht. Das ergibt leicht Sinn!
Sollte eine Kaiserin nicht eher für Würde und Respekt stehen?
Ach, die Würde. Und die Achtung. Und der Respekt. Ja. Ja. Jetzt mal Hand aufs Herz. Ich bin der Kaiser. Und wenn Du ehrlich bist, dann weißt Du ganz genau, dass es zwar oft unvernünftig scheinen mag, was ich Dir ins Ohr flüstere, es aber trotzdem stimmt. Dass es wahrer ist, als alles, was Dir Dein Kopf eintrichtert. In Deinem Kopf rumoren die Stimmen der Eltern, der Gesellschaft, der Politik. Mach dies. Mach das. Mach jenes. Und irgendwann verlischt das Strahlen in Deinem Gesicht. Du bist nicht mehr mit dem Herzen bei der Sache. Dein Leben wird immer enger. Mein Palast in Deinem Brustkorb schrumpft. Und plötzlich verspürst Du genau dort einen Druck. Oder ein Stechen. Oder ich fange an zu Stolpern, weil ich mich in dem verkleinerten Raum nicht so frei bewegen kann. Du sperrst mich ein. Und Dich auch. Das ist doch die wahre Unvernunft! Meinen Respekt hast Du, wenn Du den Mut hast, Deinem Herzen zu folgen. Das verleiht Dir eine ganz eigene Form von Würde.
Und woher weißt Du so genau, was ich wirklich brauche?
Weil ich sofort spüre, für was Dein Herz schlägt. Weil ich spüre, was Dich wirklich glücklich, was Dich wirklich lebendig macht. Ich kenne all Deine Herzenswünsche. Höre einfach mehr auf mich und Du wirst Dich besser kennen und lieben lernen.

Die Lebensaufgabe des Herzens

In der TCM ist das Herz der Kaiser der Organe. Es ist der wichtigste Motor unseres Systems. Steht dieser still, sind wir tot. Und das gilt nicht nur für die körperliche Ebene. Unser Herz ist die Instanz, die uns wirklich bewegt. Es ist das Zuhause unserer Emotionen. Man spricht in der TCM vom Herz-Zentrum. Kein anderes Organ lässt uns so nahe und so direkt am Sein partizipieren, kein anderes Organ lässt uns spüren, dass wir am Leben sind, „mit ganzem Herzen". Während der Frühling noch von Aktivität und Wachstum geprägt ist, stehen wir im Sommer am Zenit unserer Existenz, wie die Sonne zur Sonnenwende. Licht und Wärme dominieren. Fenster auf. Türen auf. Auch die des Herzens. Wir sind erblüht. Wir wollen zeigen, wer wir wirklich sind, „im tiefsten Herzen".

Das Herz verleiht uns die Fähigkeit, Freude zu empfinden. Das „Herz" mag sich gerne „verschenken". Es kann unser Leben zu einem immerwährenden Fest machen, das wir mit Leichtigkeit und Intensität genießen. In der TCM gilt das Herz zudem als Sitz unseres Bewusstseins. Es ermöglicht uns ein bewusstes Sein. Ohne Freude und Bewusstsein gleichen wir einer herzlosen Hülle, die kalt, hart und unnahbar erscheinen kann. „Herzlos" eben.

Und schließlich geht es auch um bewusste Wahrnehmung. Das Herz kann uns helfen, unsere Wahrnehmung zu verfeinern und herauszufinden, was wirklich wahrhaftig für uns ist. Nicht nur in Bezug auf unser Denken, sondern vor allem in Bezug auf unser Fühlen. Folgen wir dieser Wahrheit, dann werden wir zu unserer eigenen Sonne, die strahlt und lacht, mit einer intensiven Wahrhaftigkeit.

Was wir von der TCM über das Herz lernen können

Das Herz regiert das Blut und die Blutgefäße

Im Sommer hat die Expansion von Licht und Wärme ihren Höhepunkt erreicht. Es ist hell und heiß, bis hinein in die letzten Winkel. Die TCM sagt: Im Sommer dehnt sich alles Leben aus. Das ist auch die Aufgabe der Sommerorgane: Dafür zu sorgen, dass unser gesamtes System versorgt wird, bis hinein in die Fingerspitzen, bis hinunter zu den Zehenspitzen. Dabei ist das Herz die zentrale Pumpe, das Blut ist die wichtigste Versorgungssubstanz und die Blutgefäße sind die notwendigen Transportwege. Hier gehen Ost und West Hand in Hand. Der Osten schickt aber nicht nur Nährstoffe und Sauerstoff mit dem roten Lebenselixier auf den Weg, sondern auch Energie und ein bisschen Seele.

Qi und Bewusstsein sollen ebenfalls an die Peripherie gelangen, um auch in den vom Zentrum entferntesten Regionen Leben in die Bude zu bringen. So weit, so gut.

Probleme kann es dann geben, wenn die Transportwege schwer zu passieren sind oder wenn sich zu wenig auf ihnen bewegt. Wenn das Herzblut „stockt" oder „versiegt". Die TCM geht davon aus, dass eine zu hohe emotionale Intensität unser Blut „verletzten" kann. Kurzfristig ist es kein Problem, wenn das „Blut in Wallung" gerät. Längerfristig schon. Denn Gefühlsbelastungen können das „Blut in den Adern zum Kochen bringen", vor allem, wenn viel „böses Blut" mit im Spiel ist. Die Hitze und die Reibung dieses Vorgangs führen zu einem Verdunstungsprozess, der das wohl wichtigste Schmiermittel unseres Systems sukzessive eindickt. Und wie es einem Hochleistungsmotor mit zu wenig Öl ergeht, lässt sich leicht erahnen: Er läuft dann nicht mehr einwandfrei. Er nützt sich ab. Er holpert. Er überhitzt. Er kann zu brennen beginnen. Sogar die Kolben können sich festfressen. In letzter Konsequenz: Herzinfarkt. Der Kolbenreiber unseres Systems.

Bei vielen Herzproblemen sieht die TCM ganz klar einen psychosomatischen Hintergrund und auch im westlichen Denken ist man da nicht so weit davon entfernt, denn dass Stress das Herz nachhaltig und schwer schädigen kann, ist Common Sense, und gibt es einen größeren Stress als unangenehme „Herzensangelegenheiten"?

Dabei ist das Herz nicht so schwer zu verstehen. Es ist ein Sommerorgan. Das Herz ist pure Yang-Energie. Daher ist es ist auch empfindlich auf ein Übermaß an Hitze. Es mag keine hitzigen Situationen, in denen man Leib und Seele verbrennt. Es mag nicht „vertrocknen". Es mag sich nicht „treffen lassen", es mag nicht „brechen" und es mag sich auch nicht „verlieren". Es fühlt sich im kühlenden Schatten wesentlich wohler. Hier kann es zur Ruhe kommen und läuft nicht dauernd Gefahr, „aus dem Takt zu kommen". Sprich: „Ruhig Blut bewahren" schont den Motor und verhilft ihm zu einer längeren Lebensdauer. Daher: Sich die wirklich wichtigen Sachen des Lebens „zu Herzen nehmen", es dabei vor „Freude hüpfen", niemals aber unnötig „rasen" lassen.

Symptome, die aus Sicht der TCM auf eine (mögliche) Funktionsbeeinträchtigung hinweisen: Herzklopfen, Herzrasen, Herzrhythmusstörungen, Herzschwäche, Schmerzen im Brustkorbbereich, koronare Herzkrankheiten, Herzmuskelentzündung, Herzbeutelentzündung, Herzinfarkt, Erschöpfung, Schwellungen in den Finger, Schwellungen in den Füßen

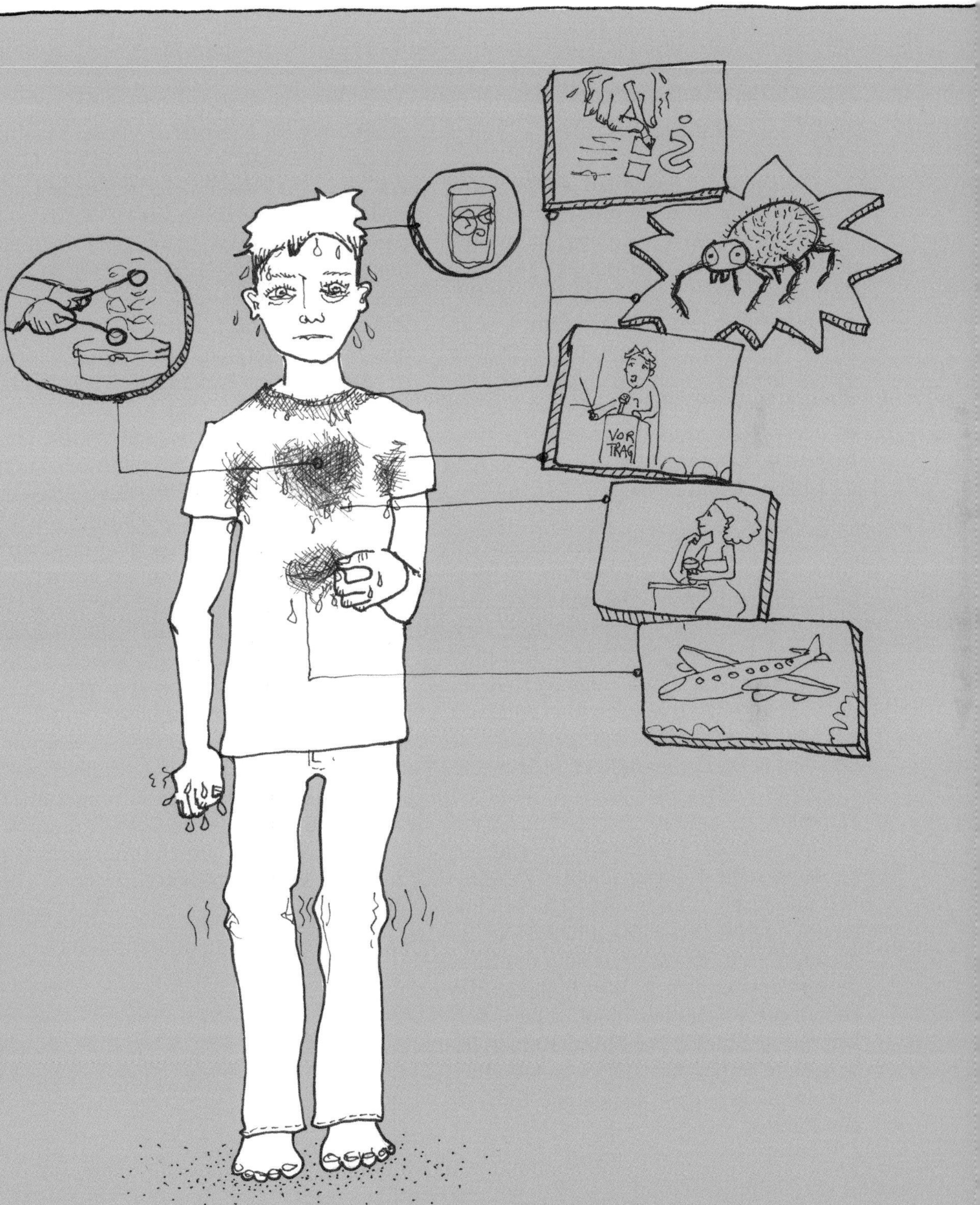
VOR
TRAG

Das Herz kontrolliert das Schwitzen

Das Herz ist ein Sommerorgan, und wirft sich die heißeste aller Jahreszeiten mit all ihrer Pracht ins Zeug, dann lässt sie uns schwitzen. Der Körper fährt sein Kühlsystem hoch. Er kühlt durch Verdunstung. Es muss aber nicht immer Hitze von außen sein, die uns zum Schwitzen bringt. Beginnt unser Herz aufgrund innerer Aufgewühltheit zu rasen, dann gleicht es einem Motor, der in den roten Drehzahlbereich geschunden wird. Ein solcher Motor läuft heiß und heißer.

Was bringt unser Herz nun derart auf Touren? Aufregung. Nervosität. Anspannung. Innere Unruhe. Das erste Date. Der Verlust der Festplatte. Eine wichtige Prüfung. Ein Brief vom Finanzamt. Im Endeffekt alles, was Stress erzeugen kann. Also alles. Weil wir alles so interpretieren können, dass es uns Stress macht. Unser Geist ist diesbezüglich äußerst kreativ und schafft es, aus wirklich jeder Mücke einen Elefanten zu zaubern. Aber egal, ob die Belastung real oder eingebildet sein mag: Ist die Energie des Herzens überaktiv, beginnen sich rasch unangenehme Flecken unter den Achselhöhlen auszubreiten und die Kleidung zu durchtränken. Oder die Hände verwandeln sich in Waschlappen, die keiner gerne schütteln mag, sofern sich kein Taschentuch in der Nähe befindet. Interessante Randnotiz: Der Herz-Meridian beginnt in den Achselhöhlen und endet in den Händen.

Läuft das Herz also heiß, dann beginnen wir zu schwitzen, manche mehr, manche weniger. Schweiß ist in der TCM ein wichtiger Bestandteil der Körperflüssigkeiten, und verlieren wir zu viel davon, dann haben wir nicht nur einen heißen Motorblock in der Mitte des Brustkorbs, sondern auch eine fehlende Kühlung im gesamten System. Die physischen Konsequenzen können sich mannigfaltig zeigen, beginnend mit vermehrtem Durstgefühl über ein Hitzegefühl bis hin zu diversen entzündlichen Prozessen oder Problemen beim Wasserlassen, weil natürlich auch das Kühlwasser kocht. Abgesehen davon, dass derartige Symptome dringend genauer untersucht gehören, macht es durchaus Sinn, Ursachenforschung zu betreiben. Das Herz ist kein Dauerbrenner; Zwischenspurts sind okay, tatsächlich laufen wir aber einen lebenslangen Marathon. Es macht Sinn zu hinterfragen, wie viel Stress im Leben man sich zumuten will und kann. Es lohnt sich, sich seinen Ängsten zu stellen, die Kraft eines „Löwenherzens“ zu entwickeln, sich „beherzt“ einen Ruck zu geben und auch einmal Nein zu sagen. Es lohnt sich, mehr aufs Herz hören und es zu fragen, was es wirklich will.

Symptome, die aus Sicht der TCM auf eine (mögliche) Funktionsbeeinträchtigung hinweisen: rasches Schwitzen, übertriebenes Schwitzen, Hitzegefühl im Brustbereich und an den Hand- und Fußinnenflächen, erhöhte Körpertemperatur am späten Nachmittag, Durstgefühl, trockene und entzündete Mundschleimhäute, Zahnfleischprobleme, konzentrierter Harn, blutiger Harn, brennende Schmerzen beim Wasserlassen, verstärkte Wechselbeschwerden

Das Herz öffnet sich in der Zunge

Das Herz gehört zum Sommer wie das Eis zum Badetag und der Sommer ist, vom Klimawandel abgesehen, auf jeden Fall die Wohlfühlzeit des Jahres: Laue Abende, luftige Kleidung, das Leben spielt sich draußen ab. Man tritt in Kontakt. Man ist unter Menschen. Das Herz mag Kommunikation und Verbindung, sagt die TCM. Es mag sich öffnen, sich zeigen, sich ausdrücken. Dazu braucht es ein Werkzeug und das ist die Zunge. Auf „dieser trägt man es“ auch sprichwörtlich, das Herz. Sind wir frei, spontan und nicht beeinträchtigt von der Zensur oder dem Kontrolleur im eigenen Kopf, dann lassen wir „der Zunge“ ja auch gerne „freien Lauf“. Das wirkt manchmal etwas „spitz“. Und oft wünscht man sich, man hätte sich „auf die Zunge gebissen“, sie im „Zaum gehalten“, anstatt sie vorschnell „zu lösen“.

Denn eines ist klar: „Das Herz lügt nicht“, auch wenn „böse Zungen“ das Gegenteil behaupten. Trotzdem: Das Herz spricht bevorzugt Klartext. Es steht direkt mit unserer Fähigkeit zur Kommunikation in Verbindung.

„Ist das Herz voll, dann geht der Mund über.“ Das trifft oft auf Kinder zu, die es nicht mehr schaffen, ihre Worte mit ihrem Erleben zu takten. Das Herz schlägt so schnell, dass der Mund über „die Zunge stolpert“. Stottern kann die Folge sein, ebenso übertrieben schnelles oder übertrieben lautes Sprechen. Das gilt genauso für das Erwachsenenalter. Wie sich umgekehrt das Gegenteil zeigen kann: Dass es jemanden sehr schwerfällt, überhaupt ein „Wort herauszubringen“, dass jemand mit „schwerer Zunge spricht“. Unklar, kaum verständlich. Die TCM meint: Darin zeigt sich, dass das Bewusstsein, das eng mit dem Herzen in Verbindung steht, getrübt sein kann. Das Bewusstsein kann sogar gespalten sein. Dann spricht man mit „gespaltener Zunge“. Oder mit „fremden Zungen“. Kann es also doch lügen, das Herz? Nein. Nicht wirklich. Weil der Geist sich so sehr mit der „anderen“ Realität identifiziert, dass er diese für wahr hält und von dieser Perspektive aus agiert.

Ein wirklich gesundes und freies Herz erkennt man am besten an der Fähigkeit zum „herzhaften Lachen“. An einem Lachen, das ansteckt, an einer Fröhlichkeit, die sich überträgt. Da ist sie wieder, die Idee des Sommers, der verbindet und

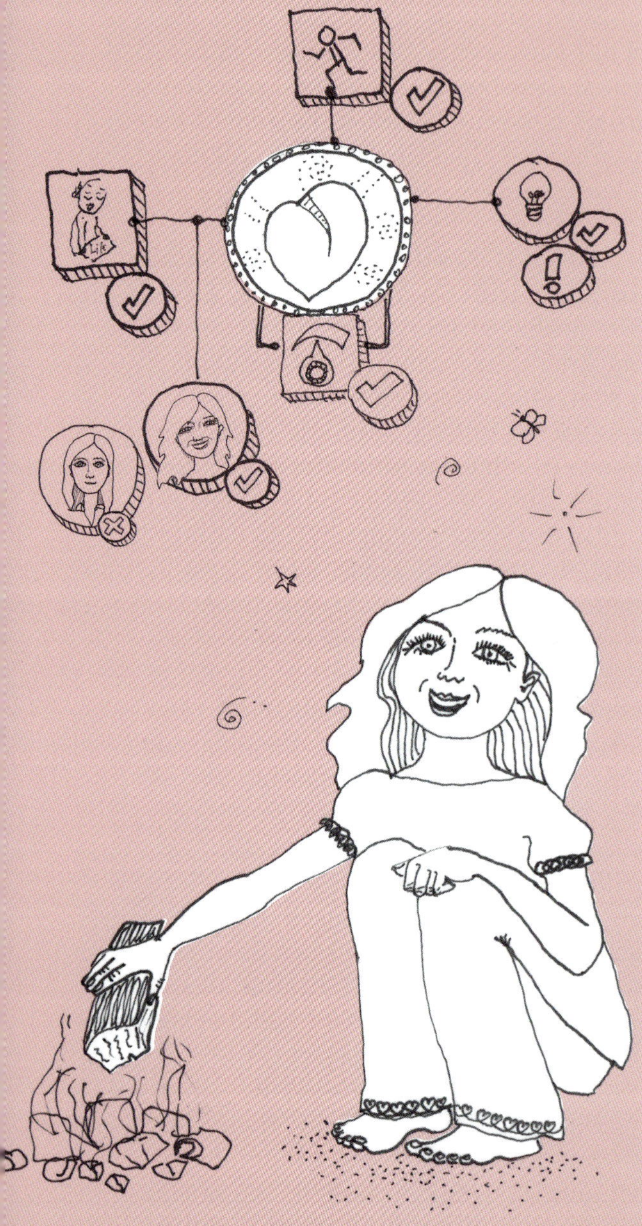

für gute Laune sorgt. Wiederum zeigt sich dieses Lachen ungetrübt und unverfälscht vor allem bei Kindern, deren Herzen auch am reinsten sind. Kinder lachen bis zu 400-mal pro Tag. Erwachsene im Schnitt 15-mal. Das bedeutet nicht, dass wir aus unserem Herzen eine „Mördergrube“ gemacht haben. Es zeigt nur, wie sehr uns der Sommer im Leben abhandengekommen ist. Übertrieben hysterisches Lachen macht das nicht besser. Das ist meist nur ein Zeichen von Unsicherheit, von zu viel Hitze im Herzen.

Die meisten Formen von Sprechstörungen werden in der TCM über das Herz therapiert. Im Mittelpunkt steht dabei: Das Bewusstsein soll Klarheit, Ruhe und Fokus erlangen. Das ist es, was unser Herz braucht. Und was wir auch zum Ausdruck bringen sollten. Mit Fröhlichkeit, mit Leichtigkeit, mit einem „Lächeln im Herzen“.

Symptome, die aus Sicht der TCM auf eine (mögliche) Funktionsbeeinträchtigung hinweisen: Stottern und Logorrhö (zu schnelles Sprechen), Unsicherheit beim Sprechen

Das Herz manifestiert sich im Gesicht

Lachen und Sprechen gehören zum Herzen. Wie auch das Gesicht. Dort zeigt sich das Herz, sagt die TCM. Dort zeigt sich, ob wir strahlen oder nicht.

Dort zeigt sich, wie es uns wirklich geht. Wollen wir das nicht, dann „tragen wir eine Maske", dann verstecken wir uns hinter einem „Pokerface", dann präsentieren wir ein „versteinertes Gesicht" als Ausdruck eines „versteinerten Herzens". Die Mimik: minimal. Wobei diese ein wesentlicher Bestandteil zwischenmenschlicher Kommunikation ist. Eine lebhafte Mimik zeigt direkt unsere Gedanken, unsere Wünsche, unsere Empfindungen. Wir unterstreichen nonverbal die Botschaft unserer Worte. Oder widersprechen dieser unbewusst.

Der Kopf sagt gerne mal etwas anderes als das Herz. Weil Denken nicht Fühlen und Fühlen nicht Denken ist. Eine Diskrepanz diesbezüglich macht uns skeptisch, und das Gesagte wirkt dann meist nicht wirklich überzeugend. Ein hoher Deckungsgrad von Inhalt und Körpersprache gilt hingegen als wahrhaftig und überzeugend. Unabhängig davon spielen die Farbe und der Glanz des Gesichtes eine Rolle, wenn es um den Zustand des Herzens geht.

Die Farbe des Herzens ist Rot. Eine gesunde Röte ist ein Zeichen von Vitalität und Kraft. Schaut uns nicht nur am Morgen, sondern auch während des Tages ein eher blasses wie lebloses Gesicht im Spiegel entgegen, dann fehlt es dem Feuer in uns an Feuer. Dann sind wir ein kalter Sommer, der einfach nicht in Schwung kommt. Umgekehrt kann das Gesicht auch knallrot erscheinen wie eine verliebte Tomate. Auch das ist suboptimal.

Andere wiederum wirken etwas bläulich. Und dann kann es sein, dass man die Gesichtsfarbe so schnell wechselt wie ein Chamäleon. Von Rot auf Weiß auf Rot, je nachdem, wie sehr man gerade vom Leben herausgefordert wird. Das Herz ist ein bisschen instabil und hat die Tendenz zur Überreaktion. Schnelle Auf- und Erregung, ein unkontrollierbares Feuer, dem es an einem Anker fehlt. In all diesen Fällen sollte man dringend einmal mit seinem Herzen sprechen. Manchmal braucht es mehr Stabilität. Manchmal muss man es anheizen und schüren. Manchmal muss man es löschen. Das Herz weiß, was ihm guttut. Du musst Dir dazu nur ins Gesicht schauen.

Symptome, die aus Sicht der TCM auf eine (mögliche) Funktionsbeeinträchtigung hinweisen: Gesichts- und Lippenblässe, Hitzegefühl im Kopfbereich, schnelles Erröten

Das Herz beherbergt den Elementargeist Shen

Der Shen kann als die Summe aller geistigen und emotionalen Aspekte des Feuer-Elements betrachtet werden und sein Wohnort ist das Herz. Feuer bringt Licht. Licht bringt Erkenntnis. Der Shen kann gemeinhin als unser Bewusstsein bezeichnet werden. Bewusstsein ist ein weiter Begriff, aber der Shen ist die Instanz, bei der alle Fäden zusammenlaufen und die uns überhaupt erst befähigt, uns als Individuen wahrzunehmen. Ohne Bewusstsein sind wir bewusstlos. Wir könnten nicht denken, nicht fühlen, nicht sprechen, nicht lieben. Nicht ohne Grund gilt das Herz als Kaiser:in der Organe. Und das Wichtigste für den Shen ist Stabilität.

Um die Natur des Shen zu verstehen, hilft es, die Natur des Feuers zu verstehen. Feuer braucht eine Trägersubstanz, aus dem heraus es entstehen kann, ob Holz oder Gas, ob Papier oder Benzin. Die Trägersubstanz des Shen ist das Herz. Ein starkes Herz ist für den Shen wie kraftvolle Wurzeln, die dem Baum unseres Seins auch bei stärkstem Wind genügend Halt und Sicherheit gewähren. Das Bewusstsein bleibt klar und stabil, selbst wenn rundherum die Trümmer fliegen. Es ist ruhig wie das Auge des Orkans.

Ein starkes Herz ist wie gut getrocknetes Buchenholz, das für ein gleichmäßiges wie wärmendes Feuer sorgt. Wir können uns gut konzentrieren, die Wahrnehmung ist scharf und schnell. Ist das Herz hingegen schwach, dann hat der Shen nur einen schwachen Anker zur Verfügung: Strohfeuer statt eines starken Buchenholz-Glutstocks. Jeder Windhauch des Lebens hat dann seine direkte Auswirkung auf unser Bewusstsein. Eine gewisse Dünnhäutigkeit kann sich zeigen, eine emotionale Instabilität bis hin zur Schreckhaftigkeit oder Panikattacken. Verwirrtheit und Vergesslichkeit können die Folge sein. Auch der Schlaf wird darunter leiden.

Das Boot Bewusstsein treibt ungesichert durch die Gegend, wird von den Strömungen des Unterbewusstseins hin und her geschaukelt.

Und was, wenn das Feuerholz feucht ist? Dann entsteht viel Rauch, der Geist ist getrübt bis hin zur Benommenheit. All diese Zustände werden in der TCM direkt mit dem Herzen in Verbindung gebracht, und jede Form der Bewusstseinsstörung wird über das Herz behandelt. Dazu zählen auch Manien und geistige Entwicklungsstörungen oder Einschränkungen. Was sagt uns das Herz diesbezüglich? Wollen wir unser Bewusstsein stabilisieren, dann sollten wir unsere Herzensangelegenheiten in den Mittelpunkt stellen. Wir sollten „beherzt“ vorgehen, unser „Herz in die Hand“ und die Zeit nehmen, um uns den Dingen zu widmen, die „uns wirklich am Herzen liegen“. So können wir einen Hafen bauen, in dem der Shen einen sicheren Zufluchtsort findet. So können wir an einer Trägersubstanz basteln, die das Feuer in uns ruhig, aber kraftvoll schürt.

Symptome, die aus Sicht der TCM auf eine (mögliche) Funktionsbeeinträchtigung hinweisen: Ein- und Durchschlafstörungen, lebhafte Träume, Nachtschweiß, chronische Angstzustände und Panikattacken, Schreckhaftigkeit, Verwirrtheitszustände, Angstzustände, Ruhelosigkeit, die bis zur Manie gehen kann, Dünnhäutigkeit, Vergesslichkeit, Müdigkeit, Erschöpfungszustände, Benommenheit

Das Herz in Deinem Freundschaftsbuch

Meine Lieblingsfarbe: Rot

Meine Lieblingsjahreszeit: Sommer

Meine Lieblingshimmelsrichtung: Süden

Meine Lieblingstageszeit: zwischen 11:00 und 13:00

Wenn ich ein Tier wäre: ein Pferd

Das stört mich: wenn es zu heiß ist

Dabei blühe ich auf: Spontaneität, Tanzen, wenn ich im Mittelpunkt stehe

Das esse ich gerne: rote Beeren und Früchte wie Erdbeeren, Himbeeren, Ribisel, Kirschen, außerdem Eigelb, Amaranth, Hafer, Oliven …

Das sollte ich vermeiden: zu viel Kaffee, Schwarztee, Rauchen, zu viel Bitteres

Ich schätze: Neugier, Leidenschaft, Begeisterung

Ich tue mir schwer mit: Zeitdruck, schlechte Laune, Begierde

Das kann ich besonders gut: lachen, wenn mir etwas gefällt

Was mir an mir gefällt: das Leuchten in meinen Augen, das Strahlen in meinem Gesicht

Wen ich gerne mag: den Dünndarm

In einer Beziehung brauche ich: viel Intimität

Das wollte ich Dir schon immer gerne sagen: Höre einfach öfters auf mich!

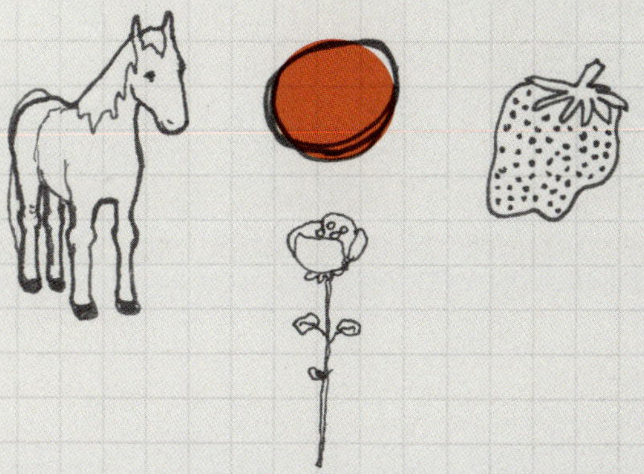

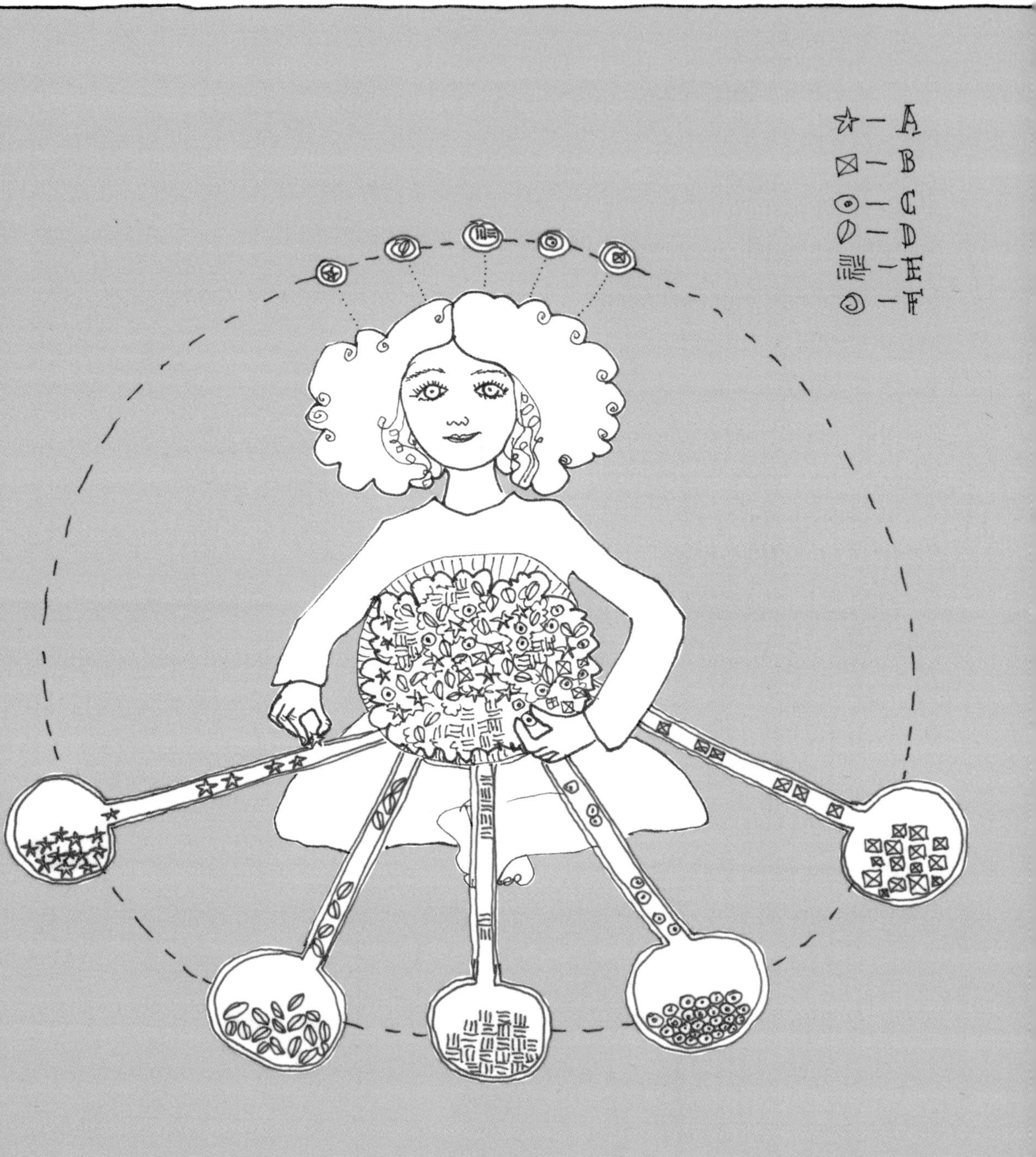
A
B
C
D
E
F

Der Dünndarm

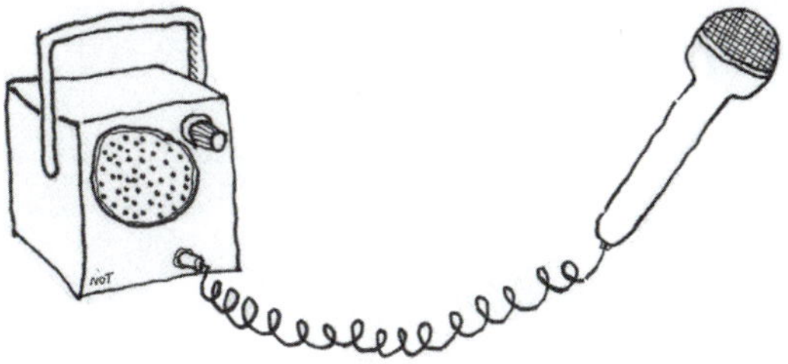

Lieber Dünndarm, auf dieses Interview habe ich mich schon sehr gefreut.
Hast Du Dir auch Fragen zurechtgelegt?
Um ehrlich zu sein, nein.
Ich wollte abwarten, wie sich das Gespräch entwickelt …
Dann hast Du auf jeden Fall eine Dünndarm-Fehlfunktion.
Wie bitte?
Mein Job besteht darin, für Klarheit zu sorgen. Klarheit, was man will. Klarheit, was man fragen will. Klarheit, was Du aus diesem Interview machen willst.
Ich dachte, Du bist ein Verdauungsorgan?
Das bin ich auch. Ich bekomme den ganzen Nahrungsbrei vom Magen. Der hat die Vorarbeit geleistet. Ich trenne nun das Klare vom Unklaren. Sagt die TCM. Ich schlüssele auf. Ich entziehe dem Brei, was verwertbar ist, und schicke das Unverwertbare weiter Richtung Entsorgung. Und das tue ich nicht nur in Deinem Bauch, sondern auch in Deinem Kopf und in Deinem Herzen. Ich filtere Deinen Gedankenbrei. Ich filtere Deinen Gefühlsstrom. Ich entnehme daraus das Wertvolle und den Rest leite ich weiter. So sorge ich für Klarheit.
Das heißt, Du sorgst auch für klares Denken und klare Emotionen?
Ja. Klar.
Bist Du mein Bauchhirn?
So kann man das sehen. Wir schauen uns sogar sehr ähnlich, das Gehirn und ich, oder etwa nicht? Und wenn ich gut drauf bin, dann ist nicht nur Deine Verdauung stark, dann kannst Du auch rasch denken, lernen, analysieren, Verknüpfungen herstellen oder Sachen durchschauen, sprich, dann hast Du eine genauso schnelle wie gute Auffassungsgabe. Ich helfe Dir dabei, Gedanken von Gefühlen zu trennen und Gefühle von Gedanken. Hier ist Klarheit ebenfalls sehr wichtig, denn eine unreflektierte Durchmischung beider Bereiche tut selten gut. Das alles gehört zu meinem Aufgabenbereich.
Interessant. Aber das ist sicher kein einfacher Job …
Warum glaubst Du wohl, breiten sich chronisch entzündliche Darmerkrankungen immer mehr aus? Warum nehmen Nahrungsmittelunverträglichkeiten ständig zu? Das alles ist Ausdruck einer großen Unklarheit im Darm.

Ausdruck einer Überreaktion und einer damit einhergehenden Empfindlichkeit. Die Menschen sind leider schwach geworden, wenn es darum geht, sich aufmerksam und ausdauernd mit Problemstellungen auseinanderzusetzen. Das betrifft die Verdauung. Das betrifft den Kopf. Mit kleinen Happen kommt ihr gerade noch zurecht. Am liebsten natürlich mundgerecht zubereitet oder gleich vorverdaut. Aber sich kraftvoll mit großen Brocken auseinanderzusetzen, wer kann das denn noch? Wer kann heute noch ein ganzes Buch lesen? Nach drei Zeilen steigen die meisten Leute aus. Nicht minder betrifft das die Gefühlswelt. Auch hier zeigt sich immer mehr eine Übersensitivität, ein viel zu schnelles Aufregen wegen der geringsten Kleinigkeit; ständig gibt es übertrieben große Dramen wegen Nichtigkeiten. Na ja, und dieser äußerst sensible Umgang mit jeder Form von Reizen geht auch an mir nicht spurlos vorüber.

Verstehe ... Wie kann man Dich denn unterstützen?

Mit Klarheit natürlich. Mit Klartext.
In allen Belangen.

Geht das auch ein bisschen klarer?

Klar. Was hilft: Ruhe und Klarheit auf allen Ebenen, ob im Lebensstil oder bei der Ernährung. Überlastest Du mich mit chaotischer Vielfalt und einem ständigen Übermaß, komme ich mit dem Trennen und Sortieren einfach nicht mehr nach. Ich kann meinen Job nicht mehr richtig erledigen. Das führt oft zu Blähungen, Völlegefühl oder Durchfall, sowohl im Darm als auch im Kopf. Verwirrung kann sich breitmachen sowie eine gewisse Orientierungslosigkeit im Leben. Und Du darfst mich auf keinen Fall unter Druck setzen. Also unter Stress. Sonst trenne ich zu rasch, zu übereilt, vielleicht auch noch das Falsche vom Richtigen. Oder ich werde überkritisch und nichts und niemand kann es mir mehr recht machen, ob auf dem Teller oder im Alltag.

Puh. Du bist kein einfacher Zeitgenosse, oder?

Ja, ich habe hohe Ansprüche. Aber ich habe auch hohe Ziele.

Die da wären?

Klarheit kann auch zu Erkenntnis führen.

Inwiefern?

Erstens siehst Du klarer, wenn nicht alles trüb ist. Zweitens trennt ein guter Dünndarm auch das Wahre vom Unwahren. Du trennst die Illusion von der Realität. Was dann übrig bleibt ist die reine Essenz. Der ganze Selbstbetrug fällt weg. Und es liegt an Dir, wie weit Du mit der Wahrheit gehen magst.

Wie meinst Du das?

Ach, die Menschen sind doch nicht einmal der Bruchteil eins Staubkorns im Universum und trotzdem von der Annahme besessen, alles drehe sich nur um sie selbst. Dieser feste Glaube an die eigene Großartigkeit und Bedeutung ist die wohl größte – und, nebenbei bemerkt, gefährliche – Illusion. Die Erkenntnis darüber kann Dich mit etwas Größerem als Dich selbst verbinden.

Das klingt jetzt aber schon ein bisschen spirituell, oder?

Genau das ist es auch. Und ein bisschen mehr davon würde uns allen guttun.

Die Lebensaufgabe des Dünndarms

Der Dünndarm arbeitet eng mit seinem Partner Herzen zusammen. Es heißt, er ist die rechte Hand des Herzens. Beide sind Sommer-Organe. Das Herz steht für unsere „Herzenswünsche“ und für unsere „Herzensangelegenheiten“. Oft sind diese aber nicht klar genug, um sie zu erkennen oder ihnen folgen zu können. Geistige oder emotionale Orientierungslosigkeit können die Folge sein. Oder man kennt die Wünsche, hat aber zu sehr „Schiss vor ihnen“. Der Dünndarm sorgt hier für die notwendige Klarheit. Er trennt die Spreu vom Weizen (die Schale von den Bucheckern für alle mit Glutenunverträglichkeit), auf allen Ebenen. Er hilft uns zu verstehen, was wirklich wichtig ist und was nicht. Er verleiht uns dadurch Geistesgegenwart, Denkvermögen, die Fähigkeit zu Analyse, ein direktes Urteilsvermögen und somit auch die Kraft und die Ausdauer, genau das aus der Fülle der Möglichkeiten und Angebote herauszuschälen, was unser „Herz berührt“.

Darüber hinaus ermöglicht uns der Dünndarm, uns selber gegenüber eine Vogelperspektive einzunehmen. So können wir den notwendigen Überblick bewahren, wo wir im Moment wirklich stehen und wie unsere Lebensreise weitergehen kann und soll, anstatt uns ständig in Details zu verlieren und von Kleinigkeiten aufreiben zu lassen. Ein solches Verhalten schneidet uns vom Fluss des Lebens ab und macht uns überkritisch. Die Leichtigkeit des Sommers geht verloren und mit ihr das für uns so wichtige „Bauchgefühl“, das uns meist besser dient als der reine Intellekt. Es ist die Kraft des Dünndarms, die uns tiefes Vertrauen und tiefe Verbindungen schenken kann, weil sie uns befähigt, uns von der Illusion zu trennen, isoliert von anderen und der Umwelt zu sein. Um sich von etwas Größerem getragen und gestützt zu fühlen, dazu brauchen wir einen starken Dünndarm.

Was wir von der TCM über den Dünndarm lernen können

Der Dünndarm trennt das Reine vom Unreinen

Viele Aufgaben sind es nicht, die der Dünndarm von der TCM zugeschrieben bekommt, aber diese eine ist von großer Tragweite. Warum? Der Sommer ist die Jahreszeit mit dem meisten Licht. Es ist die Zeit der längsten Tage. Es ist die Zeit der Temperaturen, die uns alles öffnen lassen, ob Fenster, Türen, Kleidung, Poren oder Herzen. Nichts bleibt verborgen. Ganz im Unterschied zum Winter, der mehr von Rückzug und Verbergen geprägt ist. Im Sommer zeigt sich das Leben, und wenn sich das Leben zeigt, dann kann man es deutlicher sehen, besser erkennen, leichter verstehen.

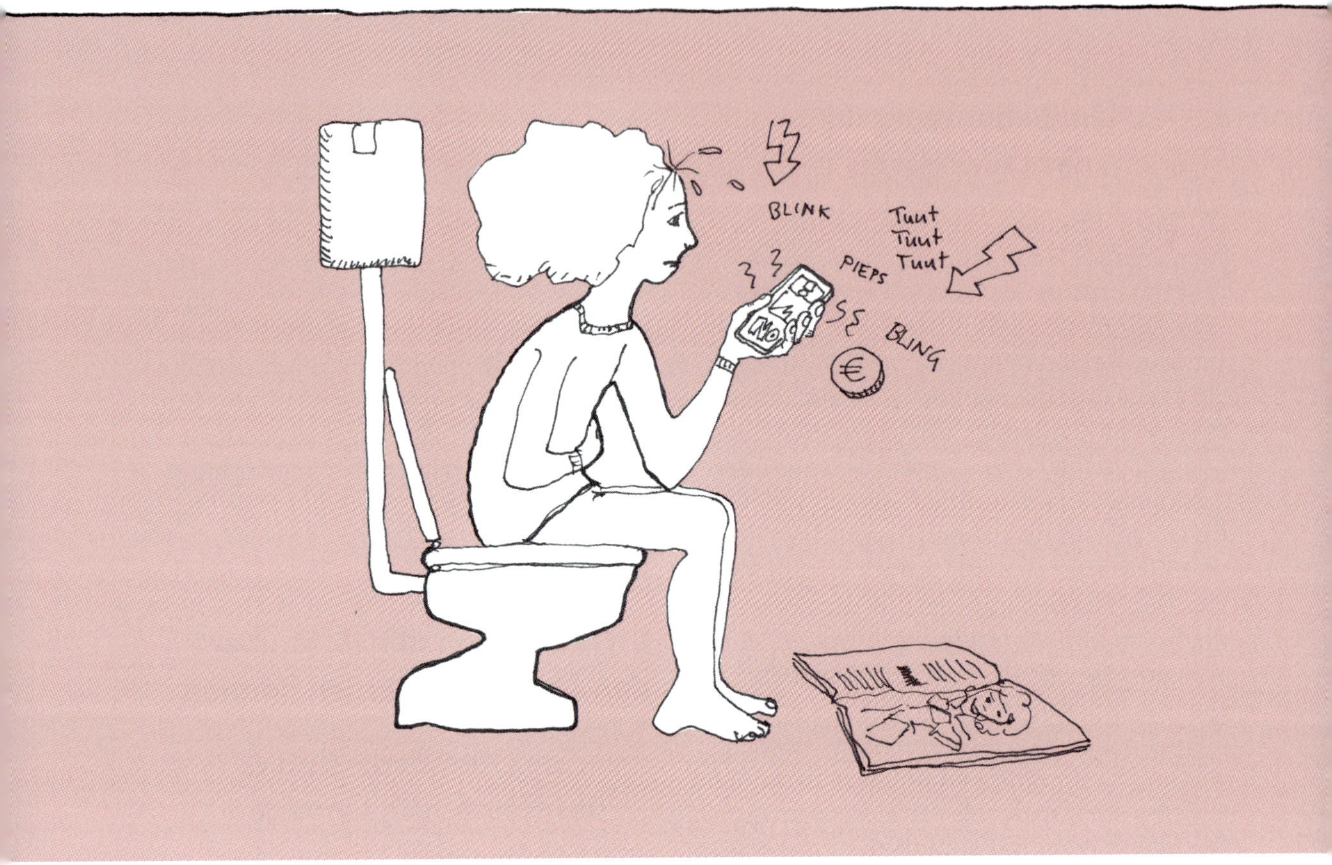

Als Organ des Sommers ist das die Superkraft des Dünndarms: Erkennen. Und dem Erkennen folgt die Erkenntnis. Die TCM fasst das so zusammen: Der Dünndarm trennt das Reine vom Unreinen. Wie ist das zu verstehen?

Im Dünndarm werden Nahrungsbestandteile wie Kohlenhydrate, Eiweiße oder Fette in ihre Einzelteile zerlegt und anschließend resorbiert; ebenso zählt die Aufnahme von Vitaminen, Mineralstoffen, Salzen oder Wasser zum Aufgabenbereich des Dünndarms.

Was hingegen nicht verwertbar ist, leitet der Dünndarm weiter. Wie immer in der TCM spiegelt sich die physiologische Funktion eines Organs auch auf geistiger und emotionaler Ebene. Der erste Schritt im Verdauungsprozess: Der Dünndarm muss erkennen, womit er es zu tun hat. Damit geht die Fähigkeit zur Analyse einher und in weiterer Folge die Gabe eines klaren Urteilsvermögens: Das ist verwertbar, das muss ich aufspalten, das nehme ich auf, das bekommt der Dickdarm zur Weiterverarbeitung (im Normalbetrieb den unreinen, sprich unverwertbaren Rest).

Eine Fehlfunktion des Dünndarms kann jedoch dazu führen, dass unser Körper die Nahrung nicht optimal aufnehmen kann. Auch das an sich Reine, sprich das für das Funktionieren des Systems Notwendige und daher Wertvolle, wird nicht ausreichend aufgeschlüsselt, sondern wandert zum Teil zum Restmüll. Der Fachbegriff: Malabsorption, oft einhergehend mit häufigem Stuhlgang bis hin zu Durchfall mit unverdauten Speiseresten. Mangelzustände können sich mit der Zeit entwickeln, von Müdigkeit über eine geschwächte Konstitution und Gewichtsabnahme bis hin zu Anämie oder anderen organischen Beschwerdebildern. Vom Strickmuster her führt eine Schwäche des Bauchhirns Dünndarm zu ähnlichen Prozessen im Kopf und in unserem Herzen. Denn wir sind in diesen Bereichen Tag für Tag einem nicht endend wollenden Brei an Informationen und Gefühlen ausgesetzt. Dieser Brei will wie der Nahrungsbrei verarbeitet werden. Es gilt genauso zu erkennen: Was davon ist wichtig? Was davon hat einen mentalen und emotionalen Nährwert und sollte daher aufgenommen werden? Was ist hingegen „unrein" – also belastend – und gehört dringend zum Ausscheiden weitergeleitet?

Ein starker Dünndarm kann hier klar und rasch erkennen, analysieren, urteilen und handeln. Sprich: Er steht für eine hohe Form geistiger Wachheit und emotionaler Intelligenz. Er lässt uns mit einem überzeugten Gefühl „aus dem Bauch heraus handeln".

Hierbei unterstützt er das Herz, die Gallenblase und die Niere. Die Niere steht für unsere Willenskraft, für das, was wir wirklich wollen. Das sollte klar sein. Herz und Niere formen daraus die Herzenswünsche. Diese sollten klar sein. Die Leber bastelt darauf Pläne und Visionen und die Gallenblase trifft diesbezüglich die großen Entscheidungen. Diese sollten ebenfalls klar sein. Ohne Dünndarm würden sich die anderen Organe hierbei schwertun, so wie sie auch darunter leiden würden, wenn der Dünndarm im Bereich der Verdauung suboptimal funktioniert und es dem Körper sowohl an Makro- als auch an Mikronährstoffen fehlt. Eine Beeinträchtigung des bis zu sechs Meter langen Organs hat also weitreichende Auswirkungen. Auf mentaler Ebene können sich diese in geistiger Trägheit bis hin zu Verwirrung und Desorientierung, Konzentrations- und Wahrnehmungsstörungen, aber auch in Verständnisschwierigkeiten oder einer Entwicklungsverzögerung äußern. Es muss aber nicht immer gleich so drastisch sein. Es reicht, wenn der Dünndarm mit dem ganz normalen Alltag überfordert ist. Warum?

Aus der Fülle aller Reize, die permanent auf uns einprasseln, zieht der gestresste Dünndarm schnell einmal falsche Schlüsse und leitet Botschaften an Herz und Hirn weiter, die ihnen nicht wirklich dienen, sie sogar schädigen können. Schädigen? Ja! Schädigen! Was nehmen wir von den Medien auf? Welche Meinungen werden uns nahegelegt?

Was beeinflusst unser Bild der Realität? Wie interpretieren wir gefühlsmäßige Regungen anderer Personen? Sind wir in all diesen Bereichen nicht klar und bewusst, dann nehmen wir wahllos auf: irgendwas von irgendwem. Und dieses Irgendwas beeinflusst wiederum Nieren, Herz, Leber und Gallenblase. Unser Wollen. Unsere Wünsche. Unsere Entscheidungen. Dass es derart schwerfällt, sich im Strudel des Lebens an der Oberfläche zu halten, ist naheliegend. Man verliert sich. Man weiß nicht mehr, wo man steht. Man ist sehr leicht beeinflussbar. Chaos macht sich breit. Chaos im Kopf. Chaos im Liebesleben. Chaos im Job. Chaos zu Hause. Hilfe! Wer bin ich noch? Wer bin ich *wirklich*? Irgendwann sorgt diese ganze Reibung im Inneren für Hitze und der Nährboden für entzündliche Darmerkrankungen ist gesät.

Ein angeschlagener Dünndarm kann es aber auch zu gut mit dem Trennen meinen. Wenn er vorschnell und übertrieben agiert. Wenn er bereits etwas gereizt ist. Wenn er beim Kontakt mit Milch, Gluten oder Fructose sofort überlastet ist. Wenn er anderen Denkweisen und selbst zartesten Gefühlsregungen gleich einmal die „(Hand-)Kante gibt", über die der Dünndarm-Meridian übrigens verläuft. Sprich: Wenn ein überkritisches und überanalytisches Verhalten dazu führt, dass man sich vom Leben und von anderen Menschen trennt. Das Gefühl der Isoliertheit kann sich dadurch ergeben. Der Rückzug in die eigene Gedankenwelt als Flucht vor Realität.

Das sind oft brillante Analytiker:innen, kristallklare Denker:innen. Aber die Sozialkompetenz bleibt auf der Strecke, weil der Dünndarm fast nichts mehr an- und aufnehmen kann, was von außen kommt. Eine Intoleranz der Verdauung auf allen Ebenen.

In Summe kann man sagen: Der Dünndarm hat's nicht leicht in den modernen Zeiten. Zu wenig Zeit zum Verarbeiten. Zu viele Inputs auf allen Ebenen. Eine Gesellschaft mit Dünndarm-Fehlfunktion durch chronische Überbeanspruchung. Auch die Spiritualität ist damit flöten gegangen. Denn dass wir uns als individuelle Einheiten erleben, die wenig bis keine Verbindung mehr zur Natur, zu etwas Größerem, zu etwas Übergeordneten haben, auch das ist ein Zeichen, dass der Dünndarm in den Seilen hängt.

Symptome, die aus Sicht der TCM auf eine (mögliche) Funktionsbeeinträchtigung hinweisen: Müdigkeit, geistige Trägheit bis Desorientierung, Wahrnehmungsstörung, Konzentrationsschwäche, Verständnisschwierigkeiten, verlangsamte Sprache, Sprachstörungen, Durchfallneigung, breiiger Stuhl mit unverdauten Speisen, chronisch entzündliche Darmerkrankungen, Zöliakie bzw. andere Intoleranzen, Malabsorption, Akne, Neigung zu Haut- und Darmpilzen, Ödeme, Anämie, schwache Konstitution

Der Dünndarm in Deinem Freundschaftsbuch

Meine Lieblingsfarbe: Rot

Meine Lieblingsjahreszeit: Sommer

Meine Lieblingshimmelsrichtung: Süden

Meine Lieblingstageszeit: zwischen 13:00 und 15:00

Wenn ich ein Tier wäre: eine Ziege

Das stört mich: Chaos

Dabei blühe ich auf: wenn ich im rechten Maß herausgefordert werde

Das esse ich gerne: lieber weniger als mehr, lieber pur als verarbeitet, lieber gut gekaut als verschlungen!

Das sollte ich vermeiden: Übermaß in Bezug auf Mengen, Verarbeitung und Geschmack, Zucker und leere Kohlenhydrate, Gluten

Ich schätze: Geistesruhe, Wissensdurst, Respekt

Ich tue mir schwer mit: Verwirrtheit, unklaren Zuständen, manischem Verhalten

Das kann ich besonders gut: schnelles Auffassungsvermögen

Was mir an mir gefällt: meine klare und schöne Sprache

Wen ich gerne mag: das Herz

In einer Beziehung brauche ich: Klarheit und Kommunikation

Das wollte ich Dir schon immer gerne sagen: Du bist mehr als nur ein Mensch. Du bist auch ein spirituelles Wesen auf der Suche nach seinem Ursprung.

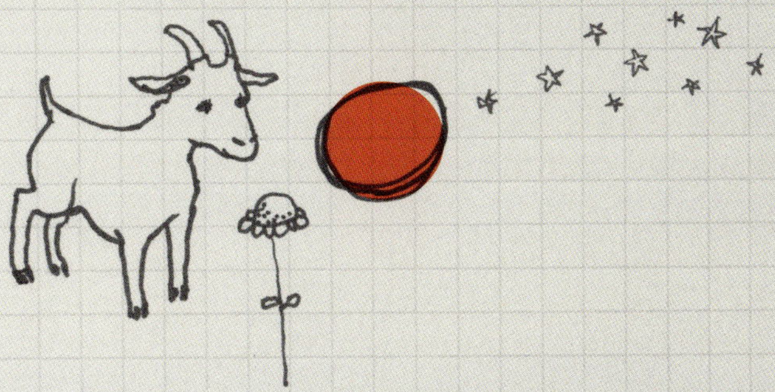

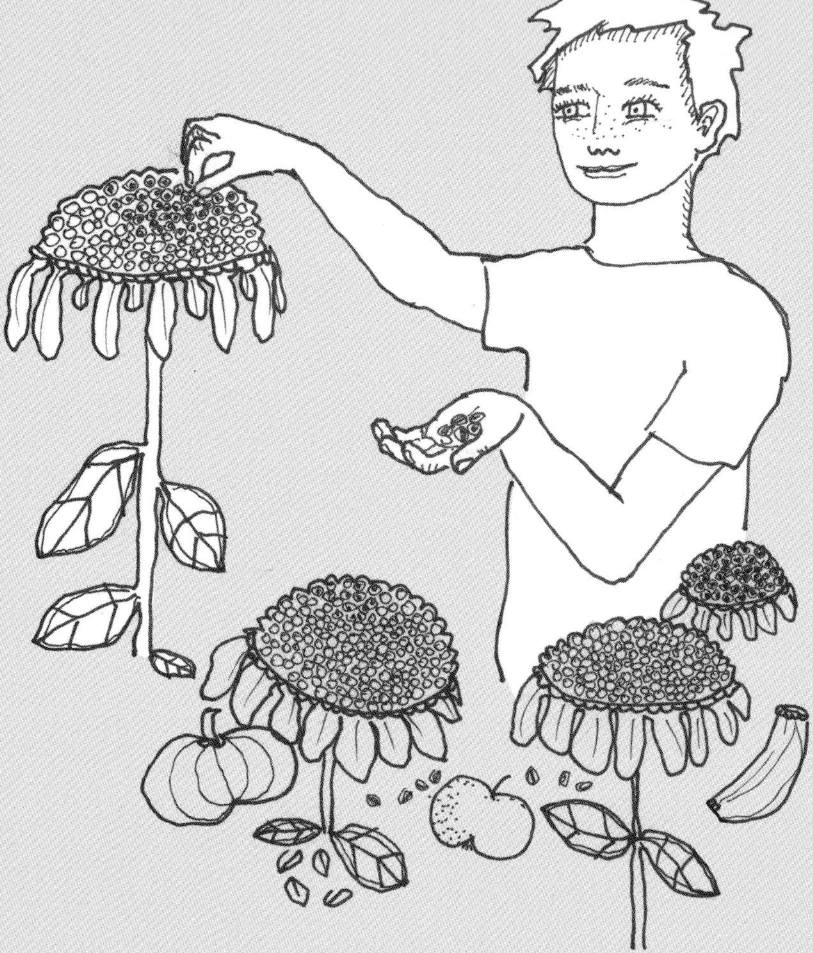

Die Spätsommerorgane Milz und Magen

Der Spätsommer gilt in der TCM als die fünfte Jahreszeit und wird dem Erd-Element zugeordnet. Die große Ernte steht an, um sich für die kommenden Monate vorzubereiten. Die Kernfragen der Organe Milz und Magen sind: Kann ich mich ausreichend ernähren? Kann ich Körper, Geist und Seele derart versorgen, dass ein wohliges Sättigungsgefühl und wahre Zufriedenheit entstehen? Kann ich mir im Leben eine konstruktive Fülle kreieren?

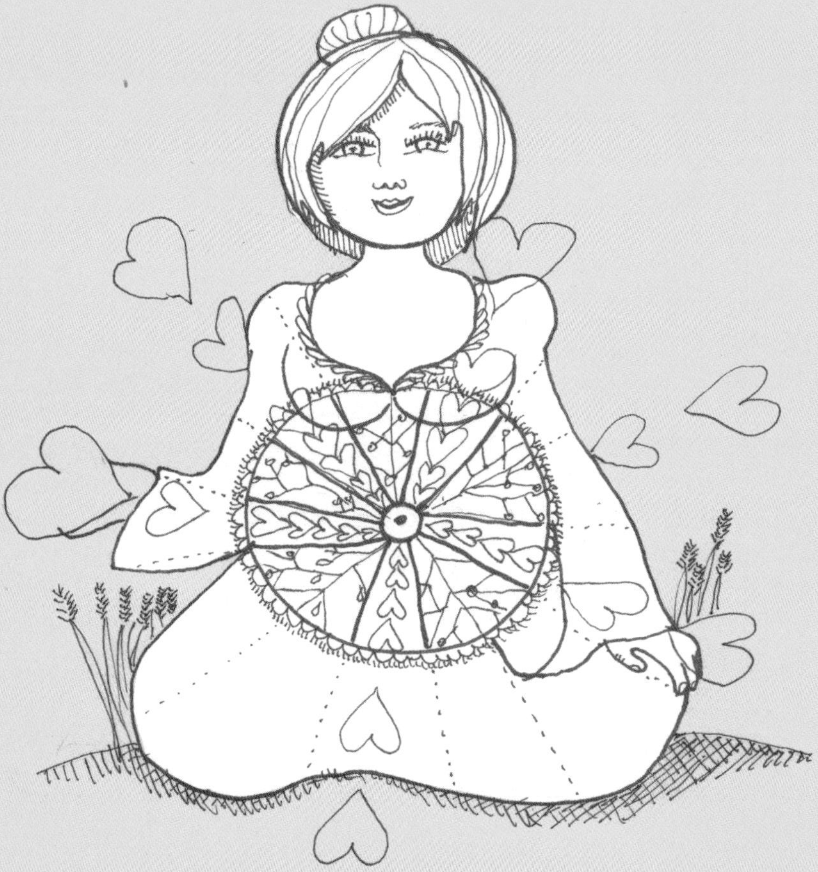

Die Milz

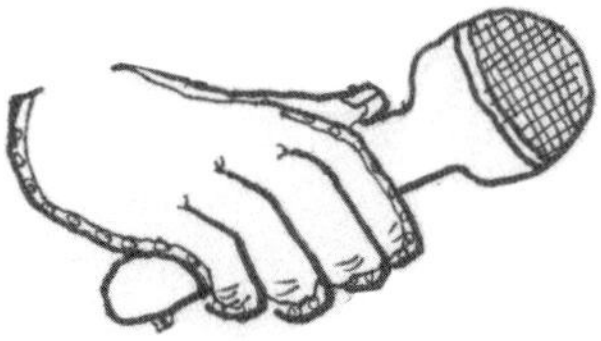

Guten Tag, liebe Milz, ich freue mich, Dich endlich kennenzulernen.
Komm, setz Dich, ich habe extra einen Kuchen für Dich gebacken.
Das ist aber nett von Dir …
Und es gibt auch genügend Kaffee. Nimm Dir einfach, soviel Du willst.
Ich glaube, jetzt weiß ich, warum Du die Versorgerin genannt wirst!
Ach, das ist doch nicht der Rede wert. Das mache ich doch gerne.
Stört es Dich eigentlich, dass Du ein bisschen ein Schattendasein führst?
Wie meinst Du das?
Na ja, das Herz, die Leber, die Niere, die Lunge … alles lebenswichtige Organe, zu denen jeder einen Bezug hat, aber Du bist nicht so bekannt, Dich kann man sogar entfernen …
Kindchen, man muss doch nicht bekannt sein, um wirken zu können. Ich brauche diese ganze Aufmerksamkeit nicht. In der chinesischen Medizin bin ich das Organ, das nicht in der ersten Reihe, sondern genau in der Mitte steht. Und von der Mitte aus kann ich mich um alle und um alles kümmern. Rundherum. Ich schaue darauf, dass Du immer genug haben wirst. Das ist doch viel erfüllender als dieses ganze Ego-Aufmerksamkeits-Spiel. Ja, man kann mich entfernen. Dann teilen sich andere Organe einfach meinen Job, und dass das so ist, das freut mich sogar, denn meine Devise lautet: mit- statt gegeneinander. Übrigens: Magst Du noch ein Stückchen Kuchen?
Gerne, der schmeckt wirklich köstlich. Süß wie die Liebe, wenn ich das so sagen darf …
Das freut mich. Und: Sicher darfst du. Eine Extraportion Liebe ist schließlich die ganz besondere Zutat.
Du bäckst mit Liebe?
Ich versuche alles mit Liebe zu machen. Mit Liebe im Sinne von Mutterliebe. Ich bin quasi die große Mama in Deinem System, die darauf achtet, dass es Dir an nichts fehlt und Du auf allen Ebenen zufrieden bist.
Kein leichter Job. Aber warum sind dann so viele Leute unzufrieden?
Da gibt es viele Gründe. Das kann an jedem Organ liegen. Meine Hauptaufgabe ist es, Dich bei der Selbstliebe zu unterstützen. Denn es liegt einzig an Dir, Dir Dein Leben zu versüßen. Es liegt an Dir, Dich gut zu versorgen. Es liegt an Dir, Dich wie Deine eigene Mutter bedingungslos zu lieben. Tust Du das nicht, dann bekommt Dein Leben einen faden, möglicherweise sogar einen bitteren Beigeschmack. Derart wirst Du Dich niemals richtig satt fühlen.

Eine innere Leere kann an Dir zu nagen beginnen. Dort, wo sich eine kraftvolle Mitte befinden sollte, schlummert ein schwarzes Loch. Und was machst Du dann? Dann stopfst Du Dich voll mit Süßem. Oder mit anderen Sachen. Oder Du machst Dich vorschnell von anderen abhängig, weil Du hoffst, dass sie Dir die Liebe geben, die Du Dir selber nicht geben kannst. Vielleicht noch ein Schlückchen Kaffee?

Sehr aufmerksam, danke. Wie kann es sein, dass ein so kleines Organ eine so zentrale Rolle einnimmt?

In der chinesischen Medizin steht die Milz für den gesamten Verdauungstrakt. Und Dein Bauch macht Dich glücklich, Schätzchen. Du bist, was Du isst. Wobei es nicht nur um das Essen an sich geht. Es geht um den Nährwert von allem, was Du aufnimmst. Lebensmittel haben einen bestimmten Nährwert. Emotionen haben einen bestimmten Nährwert. Gedanken haben einen bestimmten Nährwert. Gute Lebensmittel versorgen Deinen Körper besser als schlechte Lebensmittel. Dasselbe gilt für die Gefühle und die Gedanken, die wir verarbeiten. Ernähren Dich diese nicht wirklich, dann darbt die Seele, dann darbt der Geist. Dann entsteht ein Hunger, der auf diese Art niemals wirklich zu stillen ist.

Was kann ich tun, um das zu ändern?

Gönn Dir wirklich Gutes, in allen Bereichen. Gönn Dir gutes Essen. Umgib Dich mit Menschen, die Dich nähren und lieben. Ich bin dafür verantwortlich, das Beste aus dem herauszufiltern, was sich der Magen aus diesem Angebot geschnappt hat, und es Dir anschließend zu Verfügung zu stellen. Man kann dazu Verdauung sagen. Das macht der Dünndarm auch. Der braucht das für seine Klarheit. Ich mache es wegen der Fülle, die daraus resultiert. Denn sich selbst gut versorgen zu können ist der schönste Ausdruck von Selbstliebe. Dann kannst Du entspannen, Zufriedenheit finden und in Deiner Mitte ruhen.

Das kommt selten vor, oder?

Ja, leider. Die meisten Menschen haben nie gelernt, was sie eigentlich brauchen, um sich wirklich satt zu fühlen. Daher konsumieren sie ja auch von allem immer mehr und mehr. Das überfordert mich auf die Dauer. Ich komme nicht mehr nach mit dem Verarbeiten des nie endend wollenden Breis ohne richtiger Substanz, ob Styropor-Nahrung, aufgeblähte Gedanken oder oberflächliche Emotionen. Wundert es Dich daher, dass es so viele Verdauungsbeschwerden gibt? Dass so viele Leute weit entfernt von ihrer Mitte leben? Dass so viel Zucker konsumiert wird wie noch nie? Die Menschen versuchen verzweifelt, die fehlende Süße in ihrem Leben zu kompensieren.

Aber sind die Menschen nicht auch so ichbezogen wie noch nie? Ist das Selbstliebe?

Das ist leider das genaue Gegenteil davon. Das ist das Egospiel. Weil wer wirklich für sich selber sorgen kann, der kann auf Basis dieser Fülle frei und offenherzig mit anderen teilen und auf sie achten, weil er weiß, dass er nie zu wenig haben wird. Magst Du übrigens noch ein Stück Kuchen? Oder noch etwas Kaffee?

Die Lebensaufgabe der Milz

Die Milz ist das Organ des Spätsommers und der Spätsommer ist die Zeit der Ernte. Die Natur teilt großzügig ihre nun gereiften Gaben. Es gibt reichlich für alle, niemand muss sich sorgen, niemand kommt zu kurz. Das führt zu einer entspannten Gelassenheit mit hohem Wohlfühlfaktor und genau dafür steht die Milz: Sie steht für unsere Mitte. Sind wir in unserer Mitte angekommen, müssen wir nichts mehr tun. Wir sind, ohne etwas sein zu müssen. Wir akzeptieren uns selbst, ohne etwas darstellen zu müssen. Die Milz ist pure Mutterliebe und diese Liebe sorgt für eine großzügige Fülle und eine tiefe Geborgenheit auf allen Ebenen. Der Körper ist gut genährt. Das Herz ist gut genährt. Der Geist ist gut genährt. Die Kraft ruht im Zentrum, wie auch der Schwerpunkt. Eine hohe Form von innerer Stabilität ist die Folge.

Die Milz kann das Leben zu einem Erntedankfest voller Fröhlichkeit und Geselligkeit machen. Denn wenn es genug gibt, dann kann man gerne teilen, dann kann man gerne geben, so wie eine Mutter ihren Kindern alles gibt, ohne dafür eine Gegenleistung zu erwarten. Ein Teilen, das auf innerem Reichtum basiert. Man ist sich die eigene Mutter, aufmerksam, achtsam und helfend. Die Milz verleiht uns die Fähigkeit, uns und anderen das Leben zu versüßen. Wir müssen nichts und niemand in den Mittelpunkt stellen, um allfällige „Löcher im Bauch“ zu stopfen. Wir müssen uns keinen „Kummerspeck anfressen“, um uns sicher und wohlgenährt zu fühlen.

Was wir von der TCM über die Milz lernen können

Die Milz herrscht über Umwandlung und Transport

Der Spätsommer ist nicht nur die Zeit der Ernte, er ist auch die Phase des Jahres, in der ein großer Wechsel stattfindet: Frühling und Sommer werden in der TCM die aufsteigenden Jahreszeiten genannt, weil das Leben sich entfaltet und der Blüte und Reife entgegenstrebt. Alles ist aktiv. Im Herbst und im Winter findet hingegen ein Rückzug und ein Sammeln statt. Alles wird ruhiger. Der Spätsommer ist der Wechsel von Yang zu Yin. Dazwischen liegt ein kurzes Innehalten, um alle Speicher aufzufüllen. Daher wird der Spätsommer auch dem Erd-Element zugeordnet. Die Erde nährt. Die Erde ist ruhig und stabil.

Von Yang zu Yin bedeutet: eine Bewegung von außen nach innen. Nahrung gelangt ebenfalls von außen nach innen und es liegt an der Milz, das Beste daraus zu machen. Die Milz ist in der TCM ein Synonym für den gesamten Verdauungstrakt, inkludiert also Magen, Pankreas, Dünndarm und Dickdarm. Mit vielen dieser Organe hat sie Überschneidungsbereiche.

Man kann auch sagen: Die Milz ist quasi die große Koordinatorin des Aufnehmens und Verarbeitens, und was am Ende dabei herauskommt oder nicht, das liegt mehrheitlich in ihren Händen.

Und was soll herauskommen? Eine super Verdauung, die den Körper optimal versorgt. Daher sagt die TCM: Die Milz herrscht über Umwandlung und Transport. Der gesamte Nahrungsbrei gehört umgewandelt und weitertransportiert. Das Problem der Milz: Als Organ des Erd-Elements ist sie anfällig für Trägheit. Die Erde mit ihrer Affinität zu Stabilität und Fülle bewegt sich an sich schon nicht so gerne. Das kann in Bezug auf die Transportaufgabe der Milz schnell einmal zu Stagnation im Verdauungstrakt führen. Und wenn sich etwas wenig bewegt und schlecht umgewandelt wird, dann ist es nur eine Frage der Zeit, bis der Stau größer und größer wird. Man spricht hier von einer Schwäche der Milz-Energie, und die Symptome reichen von Völlegefühl und Blähungen bis hin zu Übergewicht oder Ödemen. Der Körper wird überschwemmt von einem Zuviel, das sogar durch die Haut, die Poren oder die Haare seinen Weg nach außen sucht. Alles wird fettig, teigig, ölig. Innerlich kann es zu Gärungsprozessen und Entzündungen kommen. Vor allem Lebensmittel mit einem hohen Anteil an Zucker verstärken diese Problematik. Was hilft? Zum einen natürlich weniger und besser essen. Zum anderen: Bewegung.

Die Erde muss sich weiterdrehen. Und natürlich stellt sich die Frage: Was fehlt der Milz, dass sie zwar etwas müde ist, aber trotzdem immer nach mehr verlangt? Simpel auf den Punkt gebracht: die Süße im Leben. Liebe. Selbstliebe. Denn man kann von „Luft und Liebe leben". Aber ohne Liebe braucht es halt weit mehr als Luft, um das „Loch im Bauch" zu stopfen. Sehr viel mehr. Und das kann die Milz überlasten.

Symptome, die aus Sicht der TCM auf eine (mögliche) Funktionsbeeinträchtigung hinweisen: Appetitlosigkeit, Druckgefühl in der Bauchregion nach dem Essen, Völlegefühl, Blähungen, unvollständige Darmentleerung, breiiger Stuhl mit unverdauten Nahrungsresten, Müdigkeit nach dem Essen, Übelkeit, Erbrechen, Aufstoßen, Übergewicht trotz wenigem Essen, Ödeme, Resorbtionsstörung, Nahrungsmittelintoleranzen, Candida albicans, nässende Hautbeschwerden (Herpes, Akne, Ekzeme, Psoriasis, Neurodermitis ...), fettige Kopfhaut und Haare, Neigung zu Diabetes mellitus Typ 2

Die Milz ist die Mutter des Blutes

Beim erwachsenen Menschen wird das Blut im Knochenmark gebildet, beim Fetus im Mutterleib jedoch von Leber und Milz, den beiden großen Blutorganen der TCM. Kommt es in späteren Jahren zu einer verminderten Funktion des Knochenmarks,

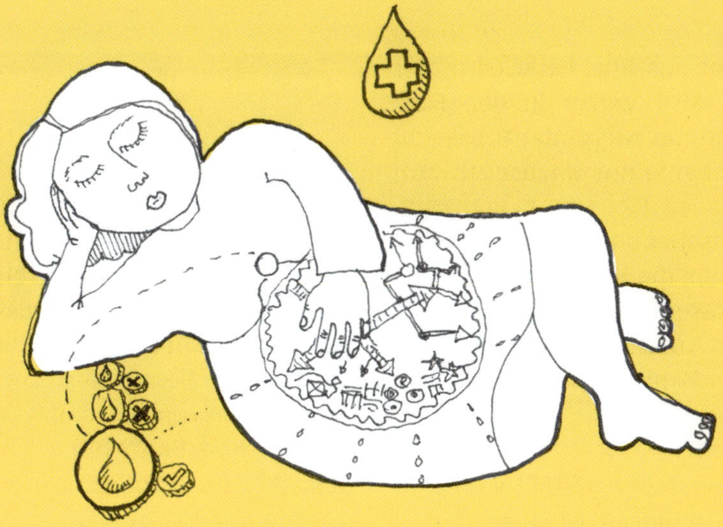

können Leber und Milz aber wieder einspringen und die Aufgabe der Blutbildung übernehmen. Was es auf jeden Fall immer dazu braucht: Nährstoffe wie Eisen, Vitamin B12 oder Folsäure. Sprich: Bei suboptimaler Verdauung werden längerfristig sowohl die Quantität als auch die Qualität des Blutes leiden. Und die Milz ist die große Mutter des Verdauungstraktes. Sie wandelt um. Sie sorgt dafür, dass uns etwas „in Fleisch und Blut übergehen kann". Sie ist die zentrale Versorgerin in unserem System, und es ist die Funktion des Blutes, unseren Körper mit Nährstoffen und Sauerstoff zu versorgen. Das Blut ist somit die ausführende Hand der Milz. Bei Blutmangel-Zuständen setzen viele Menschen auf Substitute wie Eisen- oder Vitamin-B12-Tabletten, können diese aber trotzdem nicht immer optimal verwerten.

Dazu braucht es die Fähigkeit der Milz, sich etwas „einzuverleiben", und diese Fähigkeit hat mit der Kraft der Mitte zu tun. Eine starke Mitte kreiert eine Form von Anziehungskraft, ähnlich wie die Schwerkraft der Erde. Ohne diese Anziehungskraft fällt es schwer, etwas „an sich zu binden", ob andere Menschen, materielle Fülle oder gewisse Nährstoffe. Diese Analogie mag fast schon zu banal klingen. Aber schau Dich einfach um, beobachte genau: Wie sehr ruhen Personen mit der Tendenz zu Blutarmut in ihrer Mitte? Wie zentriert erscheinen sie? Was „liegt ihnen im Blut"? Wie ernähren sie sich auf allen Ebenen? Ist die Milz geschwächt, dann gibt's Leere statt Überfluss, auch in Bezug auf das Blut.

In Bezug auf das Blut heißt es in der TCM, dass die Milz dieses in den Bahnen hält. Tut sie das nicht, dann braucht man eine Tischkante nur anzusehen, um davon einen blauen Fleck zu bekommen. Aber auch Zwischenblutungen während des Zyklus können die Folge sein. Oder die Tendenz zum Nasenbluten. Auch hier gilt: Das hat mit der Anziehungskraft der Milz zu tun, mit ihrer Fähigkeit, etwas „bei sich zu halten".

Symptome, die aus Sicht der TCM auf eine (mögliche) Funktionsbeeinträchtigung hinweisen: Anämie, blasse und trockene Lippen, schwache Regelblutung, Ausbleiben der Regelblutung, zu starke oder zu lange Regelblutung, Zwischenblutungen, Neigung zu Blutergüssen, brüchige Kapillaren, Tendenz zum Nasenbluten, Zahnfleischblutungen, Lichtempfindlichkeit, Vergesslichkeit und Konzentrationsstörung, Schlaflosigkeit

Die Milz ernährt die Muskulatur und die vier Extremitäten

Der Inbegriff einer starken Milz: die Venus von Willendorf, die Urmutter schlechthin. Eine Frau mit Fülle als Ausdruck der Fähigkeit, sich selbst und alle um sich herum bestmöglich ernähren zu können. Ein kräftiger Verdauungstrakt macht aus wenig viel und aus viel noch mehr. Er sorgt für eine durch und durch robuste Erscheinung, bis hinunter zu den Waden, bis hinein in die Unterarme, kein Flecken der Körperlandschaft muss sich über zu wenig beklagen: Das Gewebe ist fest und lebendig. Die Muskulatur ist vital und tendiert zur Masse. Man „steht mit beiden Beinen fest auf dem Boden". Man kann „anpacken", ist ein „Mensch aus Fleisch und Blut", ein Mensch zum „Anlehnen". Trotzdem geht mit einer solchen Erscheinung kein träge Schwere, sondern eine spürbare Leichtigkeit einher. Denn: Eine gesunde Milz fühlt sich pudelwohl im eigenen Zuhause und strahlt dies auch aus. Die Fülle als Ausdruck von Erfüllung.

Es geht natürlich auch anders und mit Schwankungsbreiten zwischen „Zahnstocherbeinen" und „Betonstampfern", zwischen „Birnenformen" und „Orangenhaut". Statt Muskeln und frühlingshaftem Gewebe machen sich Wasser, Strukturlosigkeit und Verteilungsschwierigkeiten breit. Wieder geht es um die stabilisierende Kraft der Milz, um die Kraft der Mitte. Ohne diese verlieren wir die Kontrolle über die Form und letztendlich auch ein bisschen über uns selbst. Das kann uns verletzlich und manipulierbar machen, weil uns das notwendige Körpergefühl fehlt, angesichts wie auch immer gearteter Herausforderungen mit- oder dagegenhalten zu können. Das Gewebe ist schwach. Der Inhalt ebenso. Was hilft: sich annehmen, lieben, gut für sich selber sorgen.

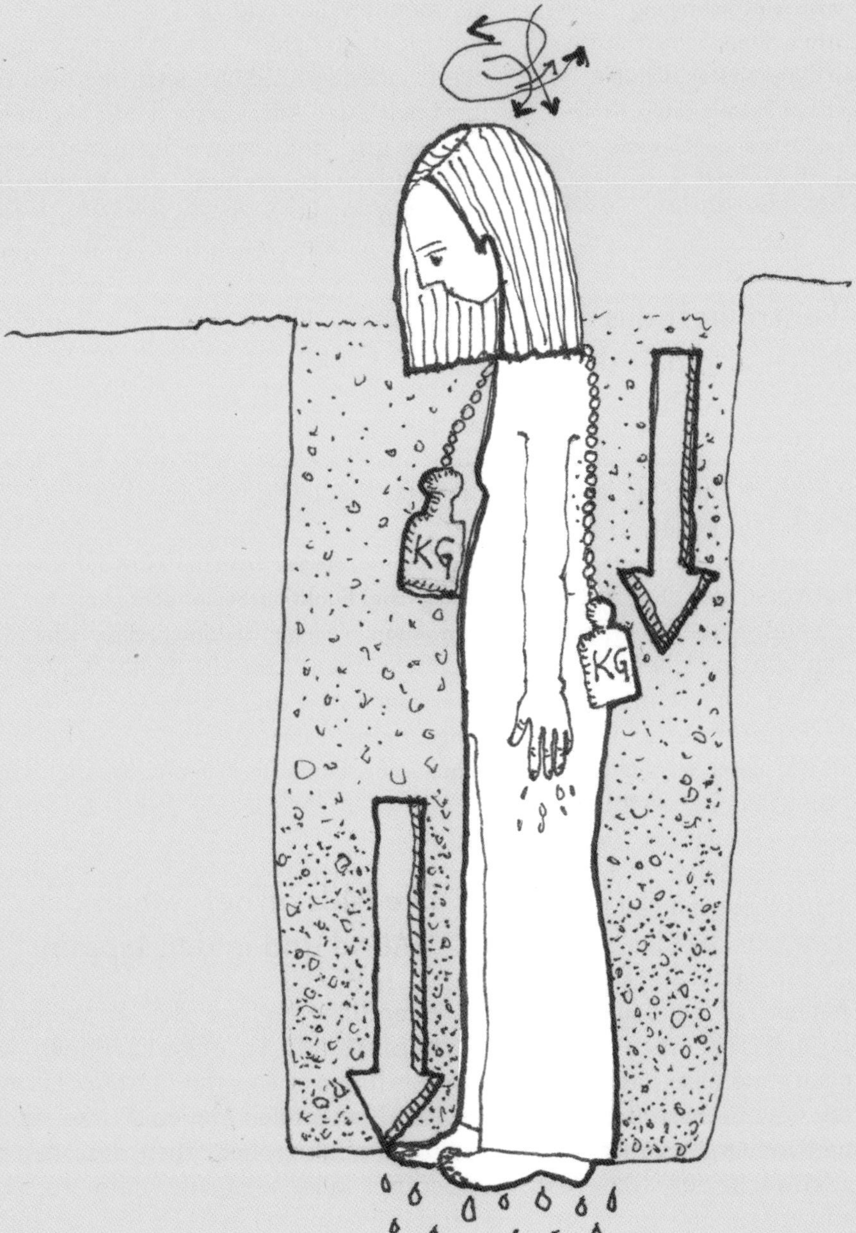
KG
KG

Symptome, die aus Sicht der TCM auf eine (mögliche) Funktionsbeeinträchtigung hinweisen: kalte Extremitäten, Schwäche der Gliedmaßen, dünne Extremitäten, schwere Beine, kalte und feuchte Extremitäten, Kraftlosigkeit, Erschöpfungszustände, Gewebeschwäche, Cellulitis

Die Milz kontrolliert das aufsteigende Qi und hält die Organe an ihrem Platz

Die Milz wird auch die Quelle der nachgeburtlichen Energie genannt. Nach der Geburt müssen wir uns über Nahrung und Atmung selbst versorgen. Energie ist hier leicht zu verstehen: Haben wir genug davon, dann fühlen wir uns lebendig, gesund und kräftig. Und vor allem: leicht. Haben wir zu wenig davon, dann „kleben wir auf dem Boden". Alles wird schwer, die Beine, das Gemüt, das Leben an sich. Eine tief das Sein durchdringende Trägheit macht sich breit. In jeder Zelle, bis hinein in die Knochen. Selbst bei geringen Belastungen „geht man sofort in die Knie". „Man lässt sich hängen", man „sackt ab". Ein Kollaps auf allen Ebenen: Ob Blutdruck, ob Stuhl oder Gewebe, alles tritt einen unaufhaltsamen Weg nach unten an. Laut TCM kann das sogar die Organe betreffen und die meisten Formen von Organsenkungen werden mit einer Schwäche der Milz – respektive des Verdauungstraktes – in Verbindung gebracht.

In Summe ergibt dies einen ernst zu nehmenden Zustand, aus dem man sich gar nicht so leicht wieder heraus nach oben ziehen kann. Man „sitzt in einem tiefen Loch", der Antrieb ist flöten gegangen und es gibt nur einen Weg heraus: eine konsequente Umstellung der Ernährung auf allen Ebenen. Zuerst gilt es, alles zu vermeiden, was „einen nach unten zieht". Beim Essen, beim Denken, beim Fühlen. Dann gilt es, sich zu fragen: Was kann ich meinem Körper zuführen, damit er seine Leichtigkeit wiedererlangt? Welche Gedanken machen den Kopf lebendig? Welche Gefühle das Herz? Klingt einfach, fast schon zu einfach, funktioniert aber bestens.

Symptome, die aus Sicht der TCM auf eine (mögliche) Funktionsbeeinträchtigung hinweisen: niedriger Blutdruck, chronische Kopfschmerzen, Schwindel, Kreislaufkollaps, Depression, Antriebslosigkeit, Desorientierung, Organsenkungen, Krampfadern, chronischer Durchfall, Hämorrhoiden

Die Milz öffnet sich in den Mund und in den Lippen

Eigentlich beginnt der Verdauungstrakt im Mund. An diesem können wir auch erahnen, wie es mit der Milz bestellt ist, vor allem an den Lippen. Wirken diese so süß, so voll, so voller Leben, dass man sie unbedingt küssen möchte, dann verbirgt sich dahinter meist eine starke Mitte, die Geschichten von Fülle und Kraft erzählt.

Das macht sie so begehrenswert und sinnlich. Manche Lippen wirken dagegen wie ein überdimensionales Schlauchboot, dem ein bisschen die Luft ausgegangen ist, sprich geschwollen und strukturlos. Zu wenig Druck und Halt dahinter. Und zwei Etagen tiefer, im Bauchraum, sieht es mit dem Gedärm oft auch nicht besser aus: Der Verdauungsapparat ist träge, hat wenig Biss, lässt vieles teilnahmslos durch sich hindurchrauschen. Der Mund als „das Tor zum Bauch" steht offen, hereinspaziert, hindurchspaziert. Nichts bleibt in der Mitte hängen, und auf der geistigen Ebene kann sich ebenfalls die Tendenz zu Blähungen und Durchfall zeigen, sprich Gedankenblasen und Inhalte drehen sich im Kreis, ohne einen Nährwert zu produzieren.

Die „Strichlippen" sind auch nicht besser dran. Also Lippen, die man als solche eigentlich nur mehr erahnen kann, weil der Mund so fest zusammengepresst wird, dass weder etwas rein- noch etwas rauskann. Das Tor ist geschlossen, die Verdauung verkrampft, die Mitte unter Druck und von der Süße des Lebens weit entfernt. Tendenz: bitterer Beigeschmack. Und wenn wir schon vom Geschmack sprechen: Die Fähigkeit dazu wird ebenfalls der Milz zugeordnet. Geschmack ist mehr als Schmecken. Geschmack zu haben ist die Fähigkeit, sich genau das einzuverleiben und sich mit genau dem zu umgeben, was einen hohen Nährwert für Körper, Geist und Seele verspricht, ob Einrichtungsgegenstände, Beziehungsnetzwerke oder Lebensmittel. Man tut sich Gutes. Man hat einen Sinn für Harmonie. Die Milz in schwächelndem Zustand kann hingegen zu einer generellen „Geschmacklosigkeit" führen: Man sorgt sich um nichts, am wenigsten um sich selbst, man verschlingt alles, was sich ohne großen Aufwand in den Weg legt. Der Mitte fehlt jegliches „Bauchgefühl". Man lässt sich gehen und irgendwann wird man derart „auf den Bauch fallen".

Symptome, die aus Sicht der TCM auf eine (mögliche) Funktionsbeeinträchtigung hinweisen: vermehrter Speichelfluss, Verlust des Geschmackssinns, geschwollene Lippen, trockene Lippen, schmale Lippen, kein Durstgefühl

Die Milz beherbergt den Elementargeist Yi

Yi wird in der TCM mit unserem Denken und unserem Intellekt in Verbindung gebracht, mit unserer Fähigkeit zur Konzentration, aber auch mit der Gabe der Achtsamkeit und Aufmerksamkeit. Der Natur des Erd-Elements entsprechend denkt Yi natürlich bevorzugt an das Thema Versorgung: Was brauche ich? Habe ich genug davon? Komme ich damit durch? Diese Fragen können einem Sorgen bereiten, ganz große Sorgen sogar, und neigt jemand dazu, spricht man in der TCM von einer Fehlfunktion des Yi, vor allem dann, wenn das Ausmaß der Sorgen in keiner Relation mehr zu den realen Gegebenheiten steht.

In geschwächtem Zustand macht sich Yi gerne Sorgen um die Zukunft. Oder um andere Personen. Und natürlich auch um sich selbst. Die Sorgen von Yi haben dabei die Tendenz, sich ewig im Kreis zu drehen, ohne jemals zu Lösungen oder Handlungen zu führen: Besorgnis als Seinszustand. Eine massive Blähung im Kopf. Das hat wieder mit der Milz und ihrer Kraft der Mitte zu tun. Warum? Befindet man sich in der Mitte, befindet man sich im Hier und Jetzt. Denn die Mitte steht zwischen der Vergangenheit und der Zukunft und kann ihre Aufmerksamkeit auf das richten, was ist. Eine lose oder destabilisierte Mitte kann das nicht. Sie hält den Strom der Gedanken nicht zusammen. Dieser verabschiedet sich dann gerne und landet in der Vergangenheit oder der Zukunft. In der Vergangenheit war natürlich alles besser. Das führt zu nostalgischem oder melancholischem Denken. Und die Zukunft, du meine Güte, was die alles bringen wird, bringen könnte, daran mag man gar nicht denken, tut es aber trotzdem und das dann die meiste Zeit.

Aber die Milz im Mangelzustand muss gar nicht in die Ferne schweifen. Sie kann sich auch hervorragend um alles naheliegende sorgen, bevorzugt um Personen, zu denen sie einen starken emotionalen Bezug hat. Dann wird sie zur Übermutter, die mit ihrem sorgenvollen Verhalten den Freiraum ihrer Liebsten geradezu erdrückt. Ist die eigene Mitte nicht stark ausgeprägt, dann macht man gerne andere Menschen zum Lebensmittelpunkt, zur ausgelagerten Mitte, die man anstatt seiner selbst aufdringlich zu versorgen beginnt. Dahinter steckt oft, wenn auch unbewusst, ein gewisses Kalkül. Denn Geben hat hier den Beigeschmack von Nehmen. Die Selbstliebe, zu der man nicht fähig ist, erhofft man von anderen Personen zu bekommen: Ich sorge mich um Dich und Du hast mich dafür lieb, das ist der Deal, den Yi gerne eingeht. Die eigene Mitte stärkt das nur bedingt. Im Gegenteil: Man gerät so leicht in eine emotionale Abhängigkeit. Macht sich der ausgelagerte Lebensmittelpunkt selbstständig, dann endet das oft mit einer relativ unsanften „Bauchlandung“.

Ein wirkungsvolles Gegenmittel gegen diese Arten von Sorgen: Achtsamkeit und Aufmerksamkeit, zwei Kernqualitäten von Yi. Schenke ich mir selber mehr Achtsamkeit und Aufmerksamkeit, dann kann das meine Mitte stärken, weil ich mir selber Gutes tun kann, weil ich mich selber nähren kann. Ist die Mitte stabil und kraftvoll, dann überträgt sich dies wiederum auf den Geist, der dadurch mit souveräner Gelassenheit in sich ruht, was zu weiter gesteigerter Achtsamkeit führt.

Symptome, die aus Sicht der TCM auf eine (mögliche) Funktionsbeeinträchtigung hinweisen: übertriebenes Sorgen, ständiges Grübeln, Schwermütigkeit, verwirrtes Denken, geistige Müdigkeit, geistige Trägheit

Die Milz in Deinem Freundschaftsbuch

Meine Lieblingsfarbe: Gelb

Meine Lieblingsjahreszeit: Spätsommer

Meine Lieblingshimmelsrichtung: die Mitte

Meine Lieblingstageszeit: zwischen 9:00 und 11:00

Wenn ich ein Tier wäre: eine Schlange

Das stört mich: wenn das Wetter zu feucht ist

Dabei blühe ich auf: Geselligkeit, ein Miteinander, Hilfsbereitschaft, Gemütlichkeit

Das esse ich gerne: süßes Gemüse wie Kürbis, Karotten, Fenchel, Kartoffeln oder Süßkartoffeln, Mais, Hirse, warme und gekochte Speisen

Das sollte ich vermeiden: Süßes, wenn auf Basis von Industriezucker oder raffiniertem Getreide, Rohkost, Milchprodukte, thermisch kühle oder kalte Speisen …

Ich schätze: Anständigkeit, Aufrichtigkeit, Ehrlichkeit

Ich tue mir schwer mit: Egoismus, Unsicherheit, Mangel

Das kann ich besonders gut: für andere da sein

Was mir an mir gefällt: meine Lippen und mein Bauch

Wen ich gerne mag: den Magen

In einer Beziehung brauche ich: Wärme

Das wollte ich Dir schon immer gerne sagen: Liebe Dich selbst. Jeden Tag ein bisschen mehr.

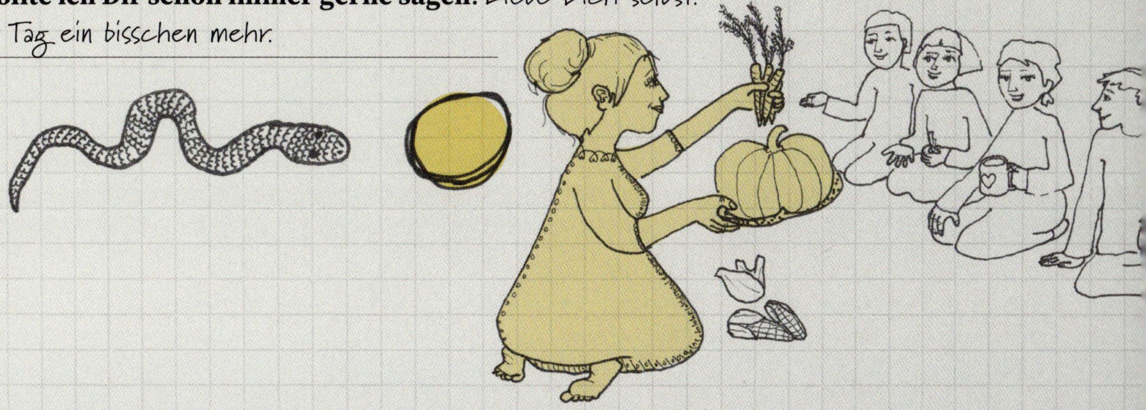

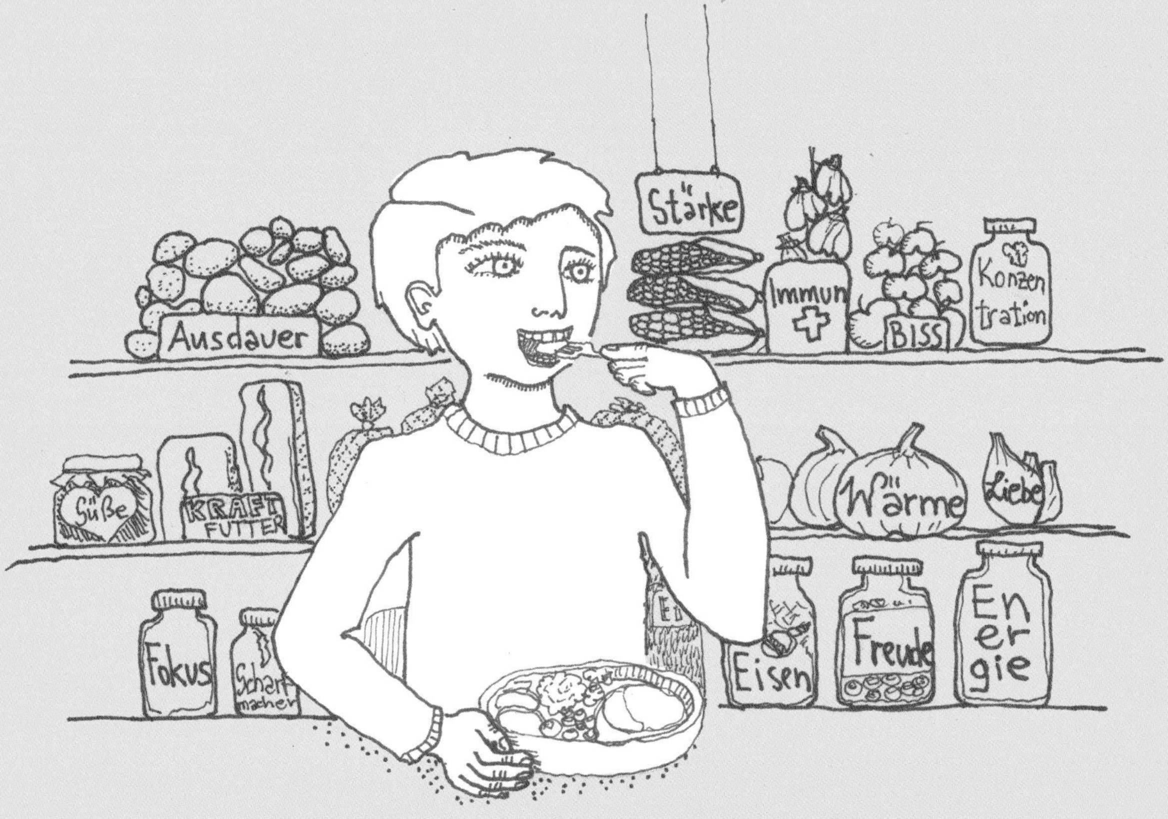
Stärke
Ausdauer
Immun
BISS
Konzen
tration
Süße
KRAFT
FUTTER
Wärme
Liebe
Fokus
Scharf
macher
Eisen
Freude
En
er
gie

Der Magen

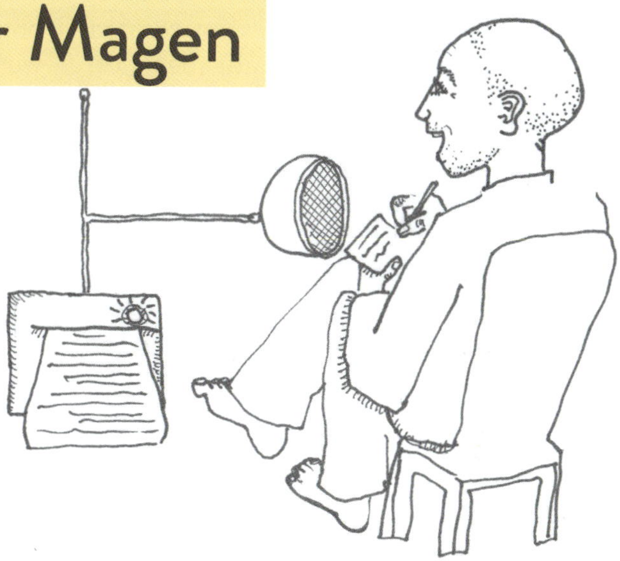

Mahlzeit lieber Magen, wie ...
Hast Du mir etwas zu essen mitgebracht? Ich habe Hunger ... großen Hunger ...
Oh, leider, nein ...
Dann musst Du leider ein bisschen warten, ich hole mir jetzt selber etwas.
(*Eine kurze Zeit später*) **Gut, Du bist wieder da, freut mich.**
(*Mampft*) Eigentlich hättest Du daran denken können, dass ich der Magen bin.
Ich dachte, Du hast schon gegessen ...
Ja. Und? Ich bin immer hungrig. Wenn ich nichts zum Essen habe, dann werde ich im besten Fall leicht nervös und im schlechtesten Fall so richtig sauer.
Ist das Deine Aufgabe? Nervös zu sein?
Sei nicht frech. Es ist mein Job, ständig hinter Nahrung her zu sein. Ich bin der Jäger unter den Organen. Ich muss darauf achten, dass die Speisekammer immer gut gefüllt ist. Für mich gibt es kein Zuviel. Für mich gibt es nur ein Zuwenig. Und ist zu wenig da, macht mich das nervös, so wie Du nervös wirst, wenn Du einen Hunger hast.
Du bist also ein richtiger Nimmersatt?
Schau, die Sache ist die ... Stell Dir das Leben als riesengroßes Buffet vor. Es ist alles angerichtet. Es gibt alles. Du musst es Dir nur holen. Du wirst immer Leute haben, die sofort aufspringen und sich ohne Rücksicht auf die anderen die besten Happen schnappen. Und es wird immer Leute geben, die sitzen bleiben, abwarten und sich dann mit den Resten zufriedengeben. Die nehmen, was die anderen übrig gelassen haben. Dazu kann man natürlich Bescheidenheit sagen. Aus meiner Perspektive fehlt diesen Menschen aber der entsprechende Appetit und der richtige Biss.

Ich sorge dafür, dass beides im rechten Maß vorhanden ist. Meine Aufgabe ist es, Dich in die erste Reihe Deines Lebensbuffets zu schubsen, damit Du Dir genau das holst, worauf Du wirklich Hunger hast.

Das macht der Magen in mir?

Genau. Ohne mich wärst Du viel zu zahnlos, um Deine Komfortzone zu verlassen, und müsstest Dich mit dem gängigen Einheitsbrei begnügen, den alle serviert bekommen. Dann würdest Du Dich viel zu rasch vom Leben abfüttern lassen, anstatt Dich in Richtung der wirklichen Leckereien durchzubeißen. Beobachte einfach einmal, was passiert, wenn ein mittelgroßer Hunger an Deine Tür klopft. Dann verengt sich Dein Fokus. Dann beginnt die Jagd. Du wirst aktiv. Alle Gedanken drehen sich um das Essen und Du wirst so lange keine Ruhe geben, bis Dich ein voller Bauch wohlig in den Sessel drückt. Dafür zu sorgen ist meine Aufgabe. Auf allen Ebenen. Körperlich. Geistig. Emotional. Hier arbeite ich eng mit der Milz zusammen. Ich bringe das Essen nach Hause, bereite alles vor und auf, und die Milz erledigt den Rest. Ein Teamwork, um Dich rundherum satt zu machen.

Was meinst Du mit allen Ebenen?

Na ja, Dein Körper zeigt Dir mit dem Hunger an, dass er Nahrung braucht. Aber auch Deine Seele hat eine Form von Hunger. Dein Geist hat eine Form von Hunger. Ich bin dafür verantwortlich, ausreichende Nahrung für alle Aspekte Deiner Persönlichkeit zu suchen und zu holen. Und genau hier setzen mich die meisten Menschen völlig falsch ein. Weil sie sich nie die nötige Zeit nehmen, um herauszufinden, worauf ihr Geist und ihre Seele wirklich Appetit haben. Und wenn sie mir das nicht sagen, kann ich es nicht holen. Daher sind diese beiden Ebenen meist unterernährt. Die Menschen spüren intuitiv zwar deutlich, dass ihnen etwas fehlt, wissen aber nicht was. Dann fangen sie an, viel zu viel zu essen. Zu viel zu trinken. Zu viele Medien zu konsumieren. Zu viel einzukaufen, ob für den Kühlschrank oder die Garderobe. Zu viele Ablenkungen zu verfolgen ... All diese kleineren und größeren Süchte als Ausdruck einer erfolglosen Suche nach Erfüllung.

Moment mal, hast Du nicht gesagt, Du magst das Zuviel?

Genau das ist ja das Problem. Ich kann nicht anders. Gib mir das richtige Ziel und ich bringe Dich dorthin, auch wenn ich mich dafür durch alle Hindernisse beißen muss. Bei falschen Zielen laufe ich jedoch im Kreis, ohne jemals anzukommen. Ich laufe heiß. Ihr wundert euch über Geschwüre und Gastritis? Über Aufstoßen und Völlegefühl? Das ist das Resultat, wenn ein mangelndes inneres Sättigungsgefühl zu einem gierigen Mehr im Außen führt. Die Menschheit verschlingt gerade die Welt und hat noch immer nicht genug. Die Leere hat Übergewicht bekommen.

Klingt gar nicht gut ... aber okay, die entscheidende Frage ist wohl: Was können wir tun?

Das ist nicht schwer. Jage das, was Dich wirklich glücklich macht. Und jetzt brauche ich dringend etwas zum Essen.

Die Lebensaufgabe des Magens

„Mit einem leeren Magen soll man nicht einkaufen gehen." Warum? Weil man dann eher etwas kauft, das zwar den schnellen Hunger befriedigt, aber nicht unbedingt satt macht. Satt im Sinne von: gesund satt. Längerfristig satt. Gut genährt mit einem genauso warmen wie wohligen Gefühl im Bauch. Das betrifft unser Essverhalten, aber auch unser Verstand und unser Herz brauchen Nahrung. Immerhin: „Die Liebe geht durch den Magen". Der Magen ist der Jäger unter den Organen. Er macht sich auf, um für jeden Lebensbereich die passende Beute zu erlegen. Damit das gelingen kann, verleiht er uns Konzentration, Zielstrebigkeit und Ausdauer. Er verleiht uns den „richtigen Biss" und ein Durchsetzungsvermögen, das keine Scheu hat, sich auch den „großen Brocken" unter den zahlreichen Herausforderungen des eigenen Werdungsprozesses zu stellen.

Der Magen will uns unsere Bedürfnisse erfüllen. Er sorgt für den notwendigen und aktiv machenden „Appetit auf das Leben", damit wir nicht mit dem vorlieb nehmen müssen, „was halt so auf den Tisch kommt", in der Arbeit, im Bereich unserer Beziehungen, in der generellen Lebensplanung. Der Magen ist aber auch ein „Gierschlund", dem oft das Gefühl für das rechte Maß fehlt. Der Magen kann rasch einmal der falschen Beute nachjagen. Die kann einem „dann schwer im Magen liegen" und „sauer aufstoßen". Oder sie kann schon im „Hals stecken" bleiben. Der Magen braucht daher die passenden Ziele. Ziele, die nicht nur einen oberflächlichen, sondern einen tiefen, echten Nährwert für uns besitzen.

Was wir von der TCM über den Magen lernen können

Der Magen beherrscht das Aufnehmen, Zerkleinern und den Weitertransport der Nahrung

Bevor der Magen die Nahrung aufnimmt, muss er sie sich erst holen: Macht sich ein Hungergefühl breit, dann gehen wir in die Küche und schauen, was es da so gibt. Haben wir etwas gefunden, das unserem Appetit entspricht, dann gelangt es in den Mund und sollte dort gründlich zerkaut werden. Warum sollte? Weil wir das verlernt haben. Wir gönnen uns zu wenig Zeit dafür. Wir essen meist zu schnell und zu hastig, oft während der Arbeit, teilweise sogar im Gehen. Wir haben die Tendenz zum Verschlingen. Das spiegelt den Zeitgeist: Ich mag alles und ich mag es jetzt und ich mag es mit möglichst minimalem Aufwand. Diesbezüglich haben wir sogar unsere Speisen angepasst: auf dass sie uns leichtgängig durch den Schlund flutschen, ohne dabei „im Hals stecken zu bleiben". Das führte zum Trend zu leichtgängiger „Babynahrung" von Smoothies bis Super-Mega alles-ist-drin Shakes und zu allem, was schnell und ohne Anstrengung geht: Fertiggerichte mit 120 Sekunden Mikrowellen-„Zubereitungs“zeit, Nahrungsergänzungsmittel, Fast Food am besten aus dem Automaten, am besten weich und bunt, ohne Ecken und Kanten. Aber gerade durch diesen Instant-Zugang zum Essen lassen wir wichtige Qualitäten immer mehr verkümmern, mit denen uns der Jäger Magen eigentlich versorgen sollte: Denn gilt es, einer wirklich lohnenswerten Beute nachzujagen, dann brauchen wir dafür jede Menge Ausdauer und „den richtigen Biss“, um uns derart in das Ziel zu „verbeißen“, dass wir uns bis zum Erreichen des Ziels „durchbeißen“, egal wie viele „schwere Brocken“ auf dem Weg liegen. Wir brauchen dafür Fokus und Konzentration, um uns nicht von den vielen Ablenkungen am Wegesrand aufhalten zu lassen, um das „Ziel nicht aus den Augen zu verlieren“. Wir sollten fähig sein, die Befriedigung kurzzeitiger Bedürfnisse einer längerfristigen und tieferen Erfüllung unterzuordnen. Der Magen ist darauf angelegt, Großes aufzunehmen und nicht, sich mit „Kleinigkeiten abspeisen zu lassen“. Das zeichnet einen guten Jäger aus: Er stellt lieber dem Büffel hinter den hohen Bergen nach als der Maus von nebenan. Der Aufwand ist zwar wesentlich größer. Die Belohnung aber auch.

Trainieren wir diese Qualitäten nicht, dann wird der Magen „zahnlos“. Mit weitreichenden Konsequenzen: Denn der Magen muss ja nicht nur unsere Ernährung aufnehmen und zerkleinern, sondern jegliche Information, die von außen in unser System gelangt. Nahrung ist Information für den Körper. Gefühle sind Information für das Herz. Wissen ist Information für den Geist. Jede Ebene will entsprechend ernährt werden und alles „geht durch den Magen“. Geschwächt ist dieser jedoch furchtbar sensibel. Müssen auf geistiger Ebene kurzfristig mehr Informationen verarbeitet werden – zum Beispiel in Situationen mit erhöhtem Stressfaktor –, dann „schlägt sich das sofort auf die Verdauung“. Das gilt natürlich auch bei einem emotionalen Overflow wie Liebeskummer. Die Energie, die er zur Bewältigung dieser Aufgaben auf diesen Ebenen benötigt, fehlt dem Magen dann im Verdauungstrakt, und er wird seinem Job nur mehr mit halber Kraft nachkommen können: Der Nahrungsbrei wird weniger gut zerkleinert und für die weitere Verdauung vorbereitet. Das kann zu breiigem Stuhl mit Nahrungsresten führen, zu Durchfall, zu einem Gewichtsverlust, aber auch zu Erschöpfungszuständen mit Antriebslosigkeit oder Konzentrationsschwäche.

Der Magen kann es aber trotzdem nicht ganz lassen, denn vom Charakter her kann ihn sein eigener „Ehrgeiz auffressen“. Er ist eben ein Nimmersatt mit der Anlage zur Besessenheit, sprich: Er versucht trotzdem alles zu verdauen, was da tagtäglich auf ihn einprasselt, und das kann ganz schön viel sein. Das Informationszeitalter lässt grüßen. Wir sind mit einem nie enden wollenden Strom an Stimulationen konfrontiert, der morgens mit dem Einschalten des Mobiltelefons beginnt, aber

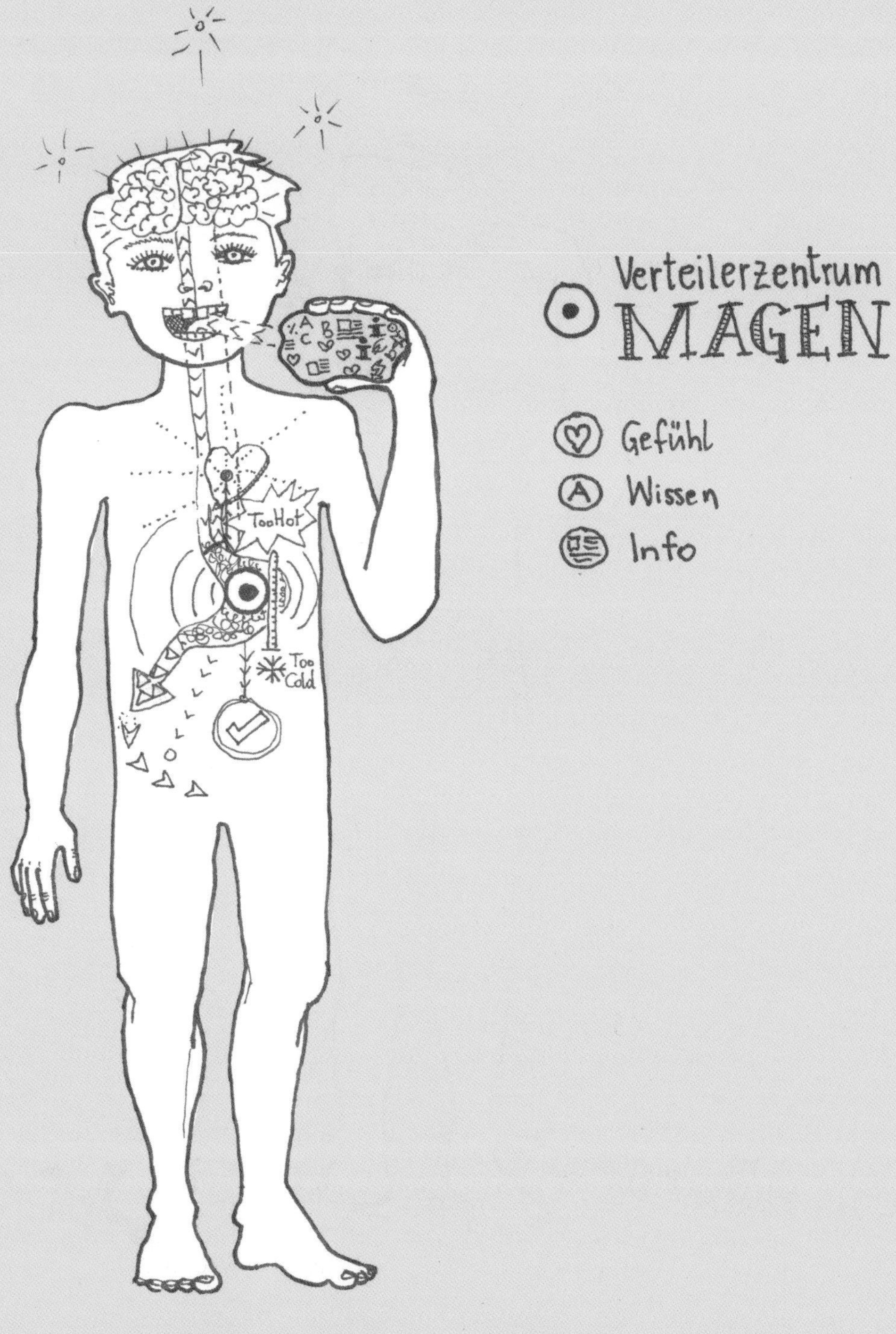
Verteilerzentrum
MAGEN
Gefühl
Wissen
Info
Too Hot
Too Cold

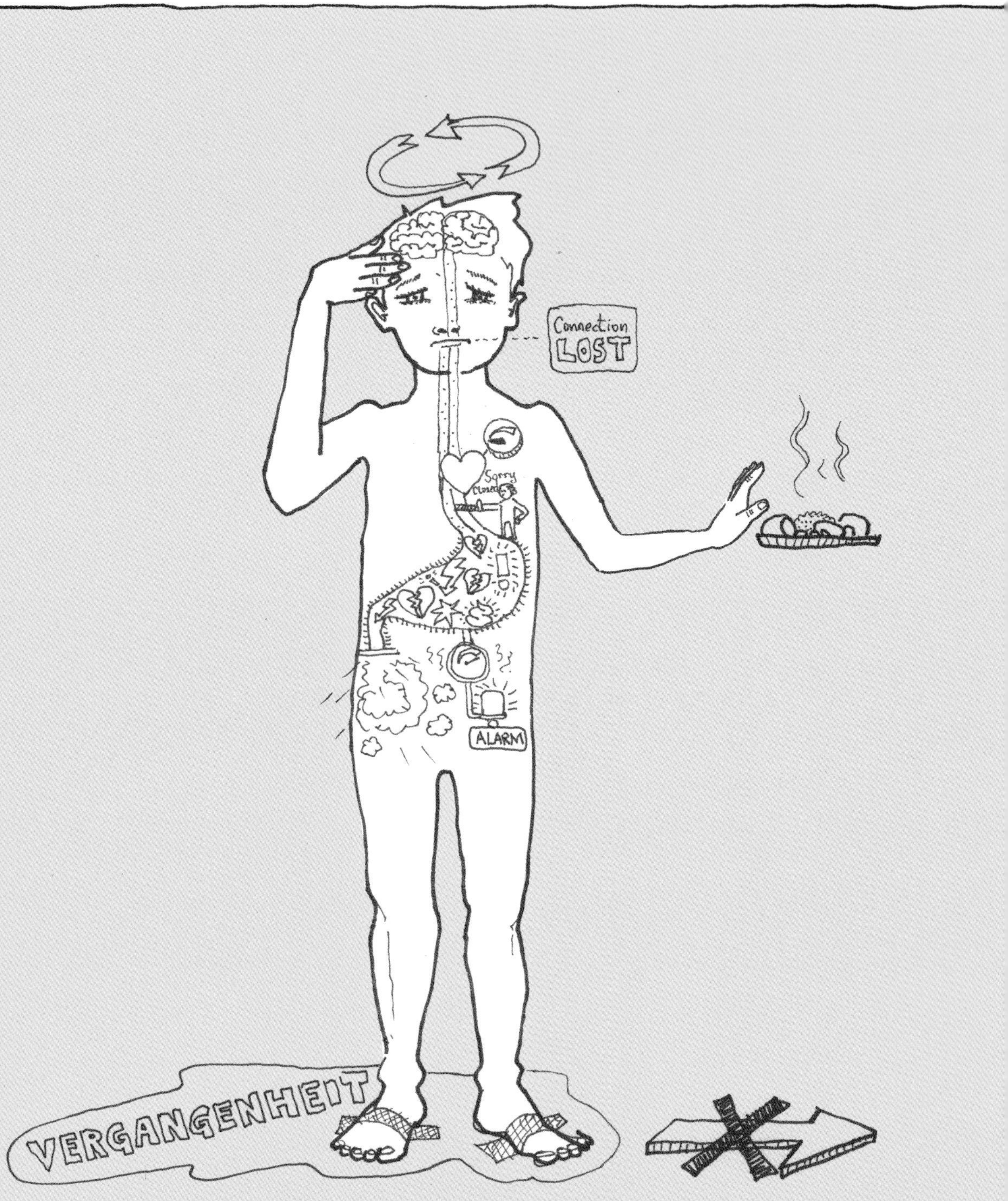
Connection
LOST
Sorry
closed
ALARM
VERGANGENHEIT

spätabends nicht mit dem Abschalten desselben endet, denn bis sich unser System in der Nacht wirklich beruhigt hat, braucht es weitere Stunden. Und dann läutet meist schon wieder der Wecker und der Blick verliert sich abermals im Telefon, unserer modernen Nabelschnur zur Welt.

Was das mit dem Magen macht? Er läuft im Kreis. Er läuft heiß. Das tut ihm nicht gut. Weil er sich dabei und dadurch rasch einmal entzünden kann: Selbst konservative Schulmediziner:innen sind sich einig, dass Gastritis durch ein Übermaß an Stress hervorgerufen werden kann. Die Hitze das Magens muss sich aber nicht nur direkt im Organ ausdrücken, sondern in allen Zonen des Körpers, die von der TCM mit dem Magen in Verbindung gebracht werden. Die Mundhöhle kann austrocknen. Ein ständiges Durstgefühl kann sich breitmachen, das Zahnfleisch kann sich entzünden. Auch im Schlaf plagen einen Hitzesymptome. Man verträgt keine Bettdecke. Man schwitzt. Und der Geist kommt nicht zur Ruhe. Der Magen steckt in Bezug auf seine Funktion des Zerkleinerns in der Dauerschleife fest und findet keinen Weg mehr heraus.

Was hilft? Den Magen auf die richtige Ernährung ansetzen. Auf wenige Sachen, diese dafür aber mit viel Inhalt und Substanz. Auf gute Lebensmittel. Auf die große Liebe. Auf eine Mission, die einen wachsen und über sich hinauswachsen lässt. Das sind Ziele, die des Magens würdig sind. Verarbeitet er diese, dann schafft er die Grundlage für die Milz, die das Beste daraus extrahiert und uns zu einer wohligen Sattheit und Zufriedenheit auf allen Ebenen verhelfen kann.

Symptome, die aus Sicht der TCM auf eine (mögliche) Funktionsbeeinträchtigung hinweisen: breiiger Stuhl, Durchfall, Gewichtsverlust, ständiges Hungergefühl, Erschöpfungszustand, Antriebslosigkeit, Konzentrationsschwäche, Trockenheit der Mundschleimhäute, Durstgefühl, kaum Speichelfluss, trockener Stuhl, Übersäuerung, Gastritis, Magengeschwür, übelriechende Darmgase, Mundgeruch, Zahnfleischentzündung, Zahnfleischbluten, unruhiger Schlaf, unruhige Gliedmaßen, Besessenheitsdenken

Der Magen kontrolliert das Absteigen der Energie

Eine wesentliche Charaktereigenschaft des Magens wurde bereits erwähnt: Er kann ein nimmersatter Ehrgeizling mit der Tendenz zur Besessenheit sein. „Beißt er sich in etwas fest“, dann führt dies zu einer „Verbissenheit“, die ein Los- oder Lockerlassen nahezu unmöglich macht. Besessenheitsdenken eben. Echte Entspannung fällt ihm dementsprechend schwer, aber Entspannung ist nun einmal das Gegenteil von Festhalten und die Grundvoraussetzung, dass Energie im Körper absinken kann. Tut sie das nicht, dann kann dies zu Anspannung in den mit dem Magen in Verbindung stehenden Schlüsselzonen führen.

Das fängt beim Kiefer an und hört beim Schließmuskel auf. Die damit einhergehenden Symptome sind naheliegend: von Zähneknirschen bis hin zur Verstopfung. Nachdem es aber zum primären Aufgabenbereich des Magens gehört, den Speisebrei nach unten weiterzuleiten, kann es hier bei einer Fehlfunktion zu einem Stau kommen, der sich in Völlegefühl, Schmerzen im Oberbauch, aber auch saurem Aufstoßen oder Erbrechen zeigt. Denn wenn der Weg hinab blockiert ist, dann steigt die Magen-Energie eben auf, weil irgendeinen Weg muss sie ja einschlagen, sagt die TCM. Und das kann dementsprechend zu Füllezuständen im oberen Körperbereich führen. Kopfschmerzen im Stirnbereich wären ein weiteres Anzeichen dafür.

Steigt die Energie nicht ab, dann bedeutet dies auch, dass es der Magen nicht schafft, die Sachen, in die er sich „verbissen hat“, auf den „Boden der Tatsachen zu bringen“. Was bedeutet das? Der Magen nimmt auf. Er zerkleinert. Er leitet weiter, damit die auf ihn folgenden Organe etwas aus seiner Vorarbeit machen können: Nämlich genau das zu extrahieren und aufzunehmen, was einen Nährwert darstellt, um sich das Eingenommene „einzuverleiben“, um aus der Nahrung den Leib zu formen. Der Magen schlüsselt jedoch genauso Informationen für den Geist auf, und eine Idee bleibt so lange nicht mehr als das, ein Gedanke, ein „Hirn-Gespinst“, bis man sie umgesetzt hat. Lässt der Magen die Energie nicht absteigen, um sie weiterzubearbeiten, dann bleiben auch die besten Ideen in endlosen Gedankenschleifen hängen und werden nie „Hand und Fuß bekommen“. Das ergibt dann ein Denken, das nicht vom Fleck kommt, das sich ständig im Kreis dreht. Und mit den Emotionen verhält es sich ebenso.

Denn auch unsere Gefühle gehören aufgearbeitet und weitergeleitet, sonst können sie „wie ein Stein im Magen liegen“, teilweise für sehr lange Zeit. Was an emotionalen Brocken nicht verdaut und ausgeschieden wird, lässt uns „angefressen sein“. Wird man dann einmal mit den ursprünglichen Ursachen konfrontiert, ob Situationen oder Personen, „kommt sofort wieder alles hoch“. Das kann „zum Kotzen sein“ oder uns den „Magen umdrehen“. Das sollte definitiv nicht so sein. Eine gute Magenenergie sollte uns nämlich genau darin unterstützen: etwas in kleinste Teile aufzubereiten, damit wir mit diesen umgehen, diese weiterleiten und daraus etwas basteln können. Damit wir aus wenig viel machen können. Aus Ideen konkrete Projekte. Aus gefühlsintensiven Belastungen fruchtbaren Kompost für die Seele. Aus Nahrung Substanz für den Körper.

Symptome, die aus Sicht der TCM auf eine (mögliche) Funktionsbeeinträchtigung hinweisen: Schmerzen im Oberbauch, Völlegefühl, geringes oder kein Hungergefühl, Appetitlosigkeit, Übelkeit, Blähungen, saures Aufstoßen, Erbrechen, Verstopfung, Kopfschmerzen im Stirnbereich, manisches Denken, Kieferprobleme, Zähneknirschen, Zahnprobleme

Der Magen in Deinem Freundschaftsbuch

Meine Lieblingsfarbe: Gelb

Meine Lieblingsjahreszeit: Spätsommer

Meine Lieblingshimmelsrichtung: die Mitte

Meine Lieblingstageszeit: zwischen 7:00 und 9:00

Wenn ich ein Tier wäre: ein Drache

Das stört mich: alles, was mich heißlaufen lässt

Dabei blühe ich auf: Herausforderungen außerhalb der Komfortzone

Das esse ich gerne: Dinkel, Apfel, Gerste, Honig …

Das sollte ich vermeiden: zu viele scharfe Gewürze, Frittiertes, Gegrilltes, Essig, Alkohol, Kaffee, Zwiebel, Knoblauch …

Ich schätze: Fokus, Konzentration, Ausdauer

Ich tue mir schwer mit: Fanatismus, zu vielen Informationen, ständiger Gefälligkeit

Das kann ich besonders gut: etwas jagen und erlegen

Was mir an mir gefällt: mein Kiefer, meine Zähne

Wen ich gerne mag: die Milz

In einer Beziehung brauche ich: Unterstützung und Ausgeglichenheit

Das wollte ich Dir schon immer gerne sagen: Reihe Dich am Lebensbuffet in der ersten Reihe ein!

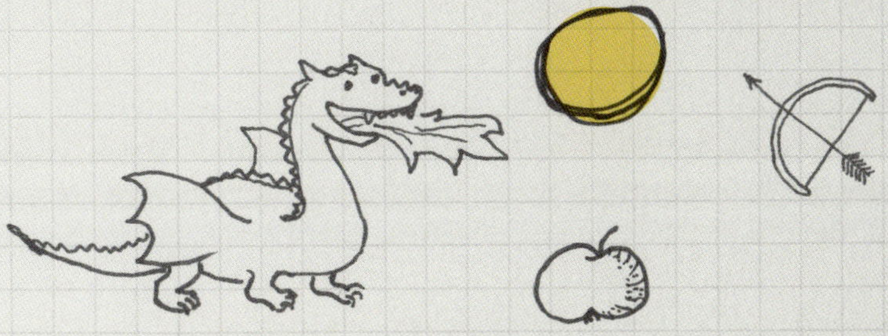

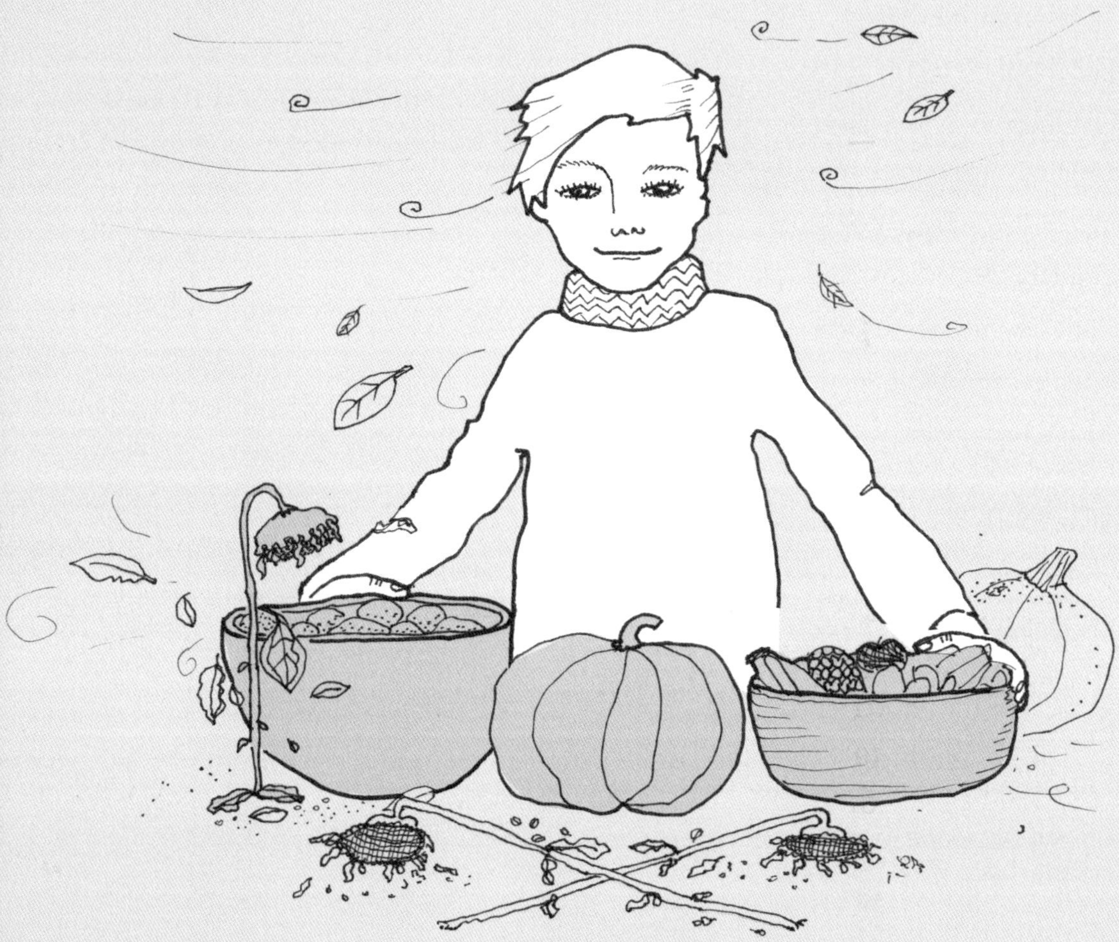

Die Herbstorgane Lunge und Dickdarm

Der Herbst ist die Phase des Metall-Elements: Der große Rückzug nach innen beginnt. Es gilt, vom Unwichtigen loszulassen, das Wichtige zu bewahren und einen vorsorglichen wie positiven Blick in Richtung Zukunft zu werfen. Es geht um die Reduktion auf das Wesentliche, um Klarheit in Bezug auf die essenziellen Lebensstrukturen. Lunge und Dickdarm unterstützen Dich dabei.

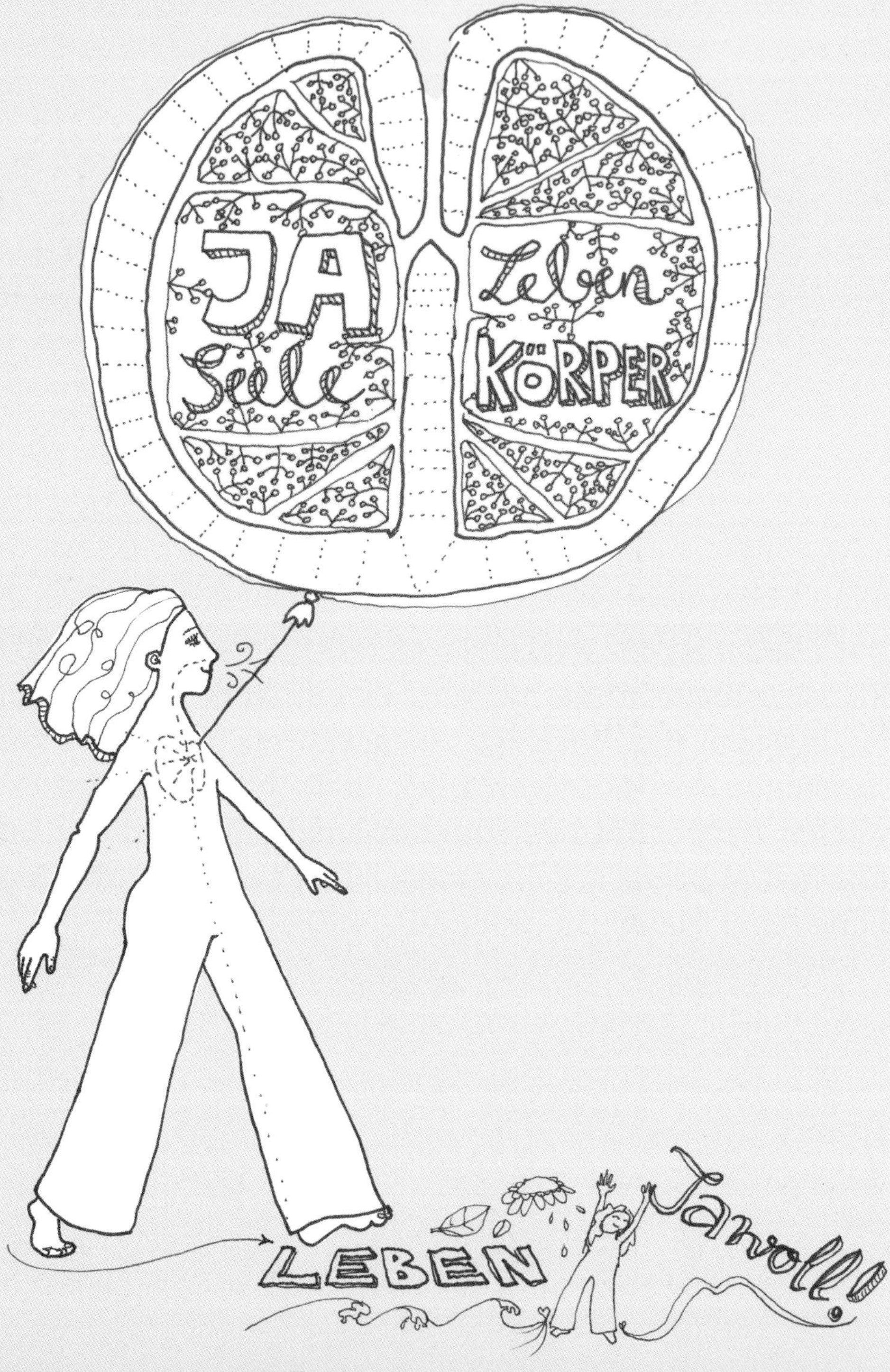
JA
Leben
Seele
KÖRPER
LEBEN
Janoll!

Die Lunge

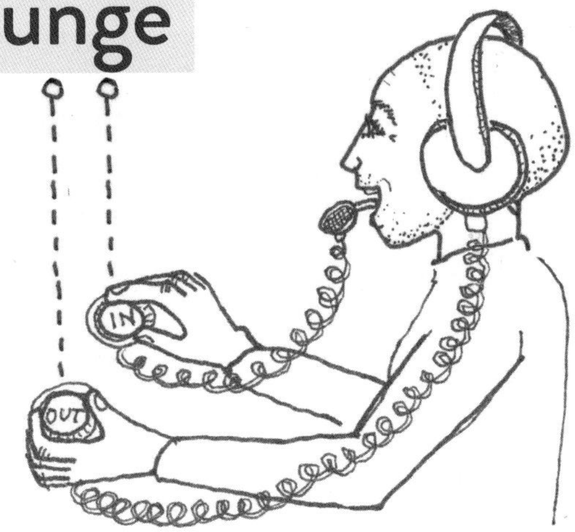

Liebe Lunge, Du schaust ein bisschen traurig aus, betrübt Dich irgendetwas?
Ob mich etwas betrübt? Ja. Natürlich. Besonders rosige Zukunftsperspektiven sehe ich nicht am Horizont. Du etwa?
Es hat schon mal besser ausgesehen, ja, aber ich versuche positiv zu bleiben. Solltest nicht gerade Du dafür sorgen?
Schon. Das wäre meine Aufgabe. Aber irgendwie ist bei mir die Luft draußen. Ich mag nicht mehr. Ich kann nicht mehr.
Ausgerechnet die Lunge sackt in sich zusammen, warum?
Schau, wenn ich gut drauf bin und die Menschen auf mich hören, dann kann ich ihnen helfen, ein positive Einstellung zu entwickeln, ein Ja zum Leben und zur Existenz an sich, ein Ja zu sich selbst. In Summe sorge ich für eine lebensfrohe Grundeinstellung. Diese verleiht den Menschen Zuversicht, vor allem in herausfordernden Zeiten. Denn da braucht es natürlich einen besonders langen Atem. Hinter diesem stehe ich. Ich bemerke jedoch, wie es den Menschen immer mehr den Brustkorb einschnürt. Sie bekommen kaum noch Luft zum Atmen. Normalerweise hilft ein kurzes Gähnen, wenn Du müde geworden bist. Wenn Du aber des Lebens müde geworden bist, dann musst Du wesentlich mehr tun als gähnen. Meiner Meinung nach wäre gerade jetzt ein kollektives Durchatmen im großen Stil angesagt. Ein gesamtgesellschaftliches Wieder-zu-Atem-Kommen. Besinnung. Damit ein frisches Erwachen möglich wird.
Ist es das, was Dich traurig macht?
Nicht nur traurig, sondern depressiv.

Wie ist es Deiner Meinung nach so weit gekommen?
In der modernen Kultur hat sich ein Lebensstil entwickelt, der keine Zeit mehr zum Verschnaufen lässt. Alles muss. Natürlich jetzt und sofort und immer schneller und schneller.
Wir brauchen die Hochgeschwindigkeitsstimulationen rund um die Uhr. Die Haben-wollen-Generation läuft mit aufgeblasenem Brustkorb durch die Gegend. Darunter befindet sich jedoch eine gähnende Leere, die sofort den nächsten Kick braucht, um sich noch irgendwie lebendig zu fühlen. Anspannung an der Außenseite. Müdigkeit im Inneren. So schaut's aus. Dazu kommt, dass die meisten Menschen den Bezug zur Natur komplett verloren haben und viel zu viel Zeit vor Bildschirmen und in geschlossenen Räumen verbringen. Sie spüren sich nicht mehr und verlieren das Gefühl für sich selbst, weil es vor allem die tiefe Atmung ist, die Dich mit Deinem Körper verbindet. Und ohne ein gutes Körpergefühl beginnen die Grenzen Deiner Persönlichkeitsstruktur zu verschwimmen …
Wir verlieren uns?
Ja. Das ist der Zeitgeist. Dass mir der nicht wirklich guttut ist nachvollziehbar, oder? Ich könnte mir die Lunge aus dem Hals schreien!
Zurück zu Dir … Deine Aufgabe lautet?
Mit mir, also mit dem ersten Atemzug, fängt Dein Leben an. Und mit dem letzten Atemzug endet es. Ich belebe Deinen Körper, ich verleihe ihm Vitalität und Immunität. Meine chinesischen Freund:innen sagen: Ich versorge Dich mit Qi. Also mit Energie. Hast Du genug davon, dann hast Du einen langen Atem und wirst Dich auch den großen Lebensaufgaben stellen können. Du gewinnst Sicherheit und Vertrauen. Du brauchst keine Angst vor der Zukunft zu haben, im Gegenteil, Du wirst neugierig auf sie, wie ein kleines Kind, das sich auf den nächsten Tag freut. Schwächst Du mich allerdings, dann geht Dir schon bei den kleinsten Steigungen im Alltag die Luft aus und Du denkst nicht einmal daran, jemals den Gipfel erreichen zu können. Du wirst keine Gipfelerfahrungen machen, sondern musst Dich mit der abgestandenen Luft am Boden zufriedengeben.
Das würde ich sehr gerne vermeiden. Wir haben viel darüber gesprochen, was Dir nicht guttut. Aber was tut Dir gut?
Raus in die Natur, jeden Tag. Immer wieder Pausen zum tiefen Durchatmen einbauen. Zuversichtlich bleiben. Das macht mich vital und Dich stark.

Die Lebensaufgabe der Lunge

Die Lunge sorgt vor allem dafür, dass uns im Leben „nicht die Luft ausgeht" und wir zu einer „traurigen Gestalt" mit „hängenden Schultern" werden, Tendenz depressiv, Tendenz schwermütig. Sie ist maßgeblich für physische und psychische Vitalität und einen „langen Atem" verantwortlich, sie ist der positive Antrieb, der Ja-Sager in uns, der mit Optimismus in die Zukunft blickt. So sorgt sie für die notwendige Perspektive und Geisteshaltung, um sich dieser mit Zuversicht und Neugier zu stellen. Die Lunge verhilft uns in allen Bereichen zu dem so wichtigen ersten Schritt, weil dieser leichter gelingt, wenn wir zuerst „tief durchatmen" und „nach vorne blicken" können. Sie begleitet uns beim Schritt in das Leben hinein und sie begleitet uns, wenn wir dieses verlassen. Sie begleitet uns zwischendurch, wenn es um Neuland und ein Weiterkommen geht. „Den Atem anzuhalten" bedeutet, stehen zu bleiben.

Darüber hinaus ist die Lunge die wohl wichtigste Brücke zwischen Körper und Geist. Über die Atmung finden beide zueinander. Es liegt im Aufgabenbereich der Lunge, wie sehr „wir uns spüren", wie verbunden wir mit unserer physischen Form sind und auch, ob wir auf diese achten und sie freudvoll erleben können. Die TCM sagt: Die Lunge steht für unsere Körperseele. Sie verleiht dem Körper Seele und der Seele Körper. Und beide brauchen „viel Luft zum Atmen".

Über diese Verbundenheit ermöglicht sie uns, einen guten Instinkt zu entwickeln, einen „guten Riecher" für das, was uns guttut und was nicht, vor allem wenn es um die Themen Grenzen und Grenzverletzung geht.

Was wir von der TCM über die Lunge lernen können

Die Lunge ist Herrscherin über die Atmung und das Qi

Dass die Lunge mit der Atmung und die Atmung mit Energie zusammenhängt, liegt auf der Hand. Mit dem Einatmen nimmt die Lunge Sauerstoff aus der Luft auf und leitet diesen in das Blut. Das ist die äußere Atmung. Bei der inneren oder zellulären Atmung werden organische Stoffe mithilfe des Sauerstoffs oxidiert, um deren Energie freizusetzen. Bei diesem Prozess entsteht Kohlendioxid, das von der Lunge abgeatmet wird. Der Körper wird ausreichend mit Energie versorgt, der Prozess läuft automatisch ab.

Energie ist aber kein reines Stoffwechselendprodukt, sondern hat viele unterschiedliche Gesichter und sie alle unterliegen dem Einfluss der Lunge. Vor allem Gefühle besitzen für uns eine hohe Form von energetischer Ladung, die sich im Alltag leicht erleben und nachvollziehen lässt.

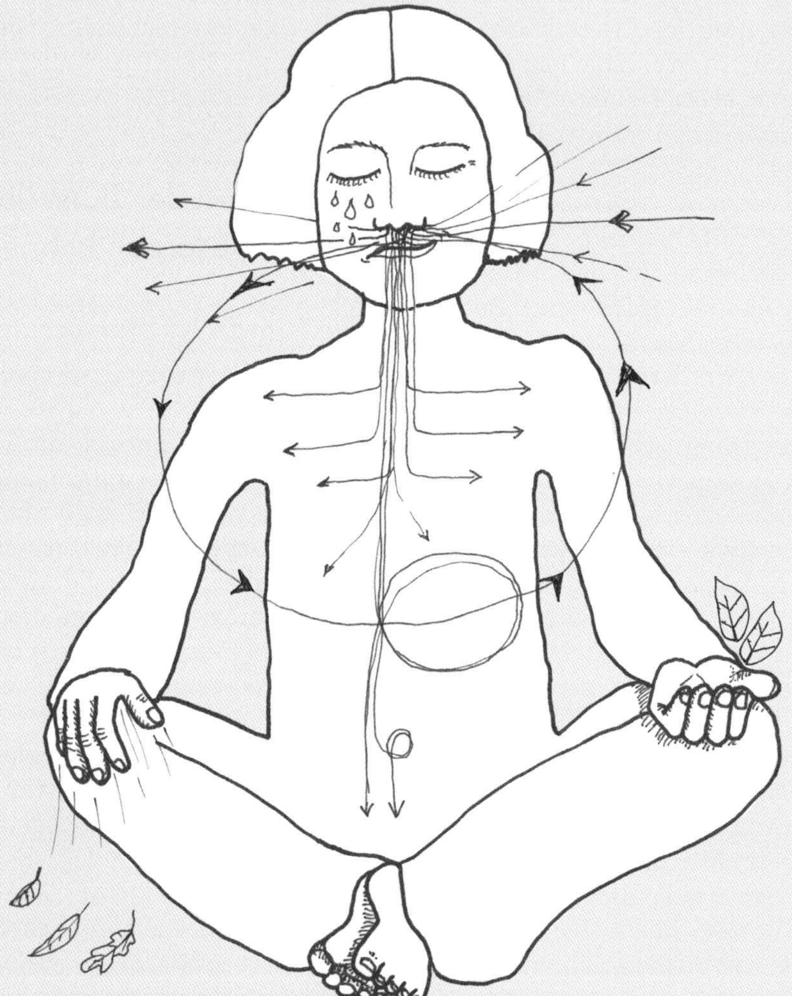

Richtiger Zorn kann uns zum Beben und Explodieren bringen. Dann setzt sich eine Urkraft frei, vor der weder Tassen, Wände oder Berge sicher sind. Freude macht uns hingegen lebendig, oft von einer Minute auf die andere, wie ein Stromschalter, der durch richtiges Drücken umgelegt wird. Die Angst wiederum kann uns derart erstarren lassen, dass wir uns im Leben gar nicht mehr zu bewegen trauen, die „kalten Füße" frieren förmlich am „schwankenden Boden" fest. Wir spüren all diese Energien und alle haben einen Einfluss auf unsere Atmung. Umgekehrt können wir über unsere Atmung unseren Gefühlsstatus direkt und effektiv beeinflussen. Und somit auch unser Qi.

Einen besonders starken Einfluss auf die Lunge hat jedoch die Trauer. Das hat mit der Stellung der Lunge als Herbst-Organ zu tun. Der Herbst ist die Jahreszeit der Melancholie. Die guten Zeiten sind vorbei. Gut im Sinne von: warm, mit viel Licht, mit viel Leben. Nun ist vermehrt Rückzug angesagt. Rückzug nach innen. Es heißt, Abschied zu nehmen von Sommer, Sonne, Sonnenschein, von der Leichtigkeit des Seins, es wird nun zunehmend rauer und kälter.

Eine kraftvolle Lunge kann leicht Abschied nehmen, weil sie weiß, dass Anfang und Ende und Ende und Anfang zusammengehören. Oder Geburt und Tod. Wie sich auch Ein- und Ausatmen nicht trennen lassen. Bis in die Mitte des Jahres atmet die Natur tief ein. Dann atmet sie tief aus. Auch wir sollten das tun und loslassen, wenn es um ein Loslassen geht. Sonst kann sich mit der Zeit ein deutlicher „Druck in der Brust aufbauen", bis man das Gefühl hat, „einen Stein auf der Brust zu haben", der einem „die Luft abschnürt".

Diese Blockade trennt uns vom natürlichen Fluss des Lebens und die bei so vielen verflachte Atmung bedingt, dass wir sukzessive müder werden, bis wir vor lauter Kraftlosigkeit „mit eingefallener Brust und hängenden Schultern" herumstehen. Keine Energie mehr, kein Qi. Kein Wollen. Keine Bewegung. Resignation. Eine personifizierte Lebensmüdigkeit auf zwei Beinen. Gerade hier kann uns die Lunge als Instanz für das große Ja zum Leben wieder aufrichten. Ein tiefes Durchatmen hilft. Oft fließen dabei im Fall von Trauer die Tränen. Oder der lange zurückgehaltene Zorn setzt sich frei. Oder ein Trauma löst sich auf. Weil die Atmung Energie bewegt und Energie die Emotionen. Die Kraft der Lunge kann uns freiwaschen von dem Staub der Vergangenheit, der im Fall von emotionalen Altlasten immer an uns klebt und zum Atemanhalten führt. Weil Atemanhalten auf emotionaler Ebene zur Unterdrückung von unangenehmen Gefühlen oder Schmerzzuständen eingesetzt wird.

Auch bei Angst, bei Stress oder Sorgen. Alles Zustände, die wir über bewusste Atmung gut regulieren können. Und genauso ist das auch gemeint, wenn die TCM darüber spricht, dass die Atmung unser Qi regiert: Es geht nicht nur um den Sauerstoff an sich. Es geht um unsere gesamte Lebensenergie.

Symptome, die aus Sicht der TCM auf eine (mögliche) Funktionsbeeinträchtigung hinweisen: kraftloses Husten, Kurzatmigkeit bei geringer Belastung, leise und schwache Stimme, Schweißausbrüche schon bei geringer Belastung, körperliche Schwäche, blasse Gesichtsfarbe, Traurigkeit, Schweigsamkeit, Müdigkeit, Anfälligkeit für Erkältungskrankheiten, schwache Immunität

Die Lunge kontrolliert das Verteilen und Absteigen

Diese Funktion der Lunge ist eng mit ihrer Rolle als Hüterin über die Atmung verknüpft. Denn Energie kann sich im Körper nur dann gut verteilen und absteigen, wenn die Atmung frei und lebendig ist, wie bei einem kleinen Kind, bei dem man vor allem im Schlaf gut erkennen kann, dass der ganze Körper atmet, dass die Bewegung der Atmung durch das gesamte System geht, bis hinunter in die Zehen. Dementsprechend frei ist auch der Energiefluss von Kindern. Keine Stagnation. Keine Blockaden.

Dafür Lebendigkeit und Vitalität. Funktioniert die Lunge jedoch nicht optimal, dann können das Verteilen und das Absteigen beeinträchtigt werden und es können sich Stauungszustände im Oberkörperbereich bilden, weil vor allem das vollständige Ausatmen davon betroffen ist. Damit einhergehende Symptome wären Kurzatmigkeit, ein Druckgefühl im Thoraxbereich, Asthma; aber auch Stuhl und Harn fällt es schwerer, durch den fehlenden Impuls von oben den Weg nach unten anzutreten.

Nicht immer, aber doch sehr oft, steht eine mehr oder weniger latente Unsicherheit hinter diesen Zuständen. Denn der „aufgeblähte Brustkorb“ wie auch die „stolz geschwellte Brust“ kompensieren gerne ein Selbstwertgefühl, das eher auf wackeligen Beinen steht und dementsprechend mit erhöhter Anspannung durch das Leben geht. Angespannt und „aufgeblasen“. Schwierigkeiten mit dem Los- und Lockerlassen.

Auch Angst führt zum „Einfrieren“ des Brustkorbes: Sie lässt uns „den Atem anhalten“ oder sogar „den „Atem stocken“. Wie soll die Energie da absteigen? Oder sich verteilen? Das kann ein möglicher Hintergrund für Kindheitsasthma sein, das oft von unsicheren Familienverhältnissen begleitet wird, genauso wie große Trauer ein Auslösefaktor für Altersasthma sein kann.

Ist der innere Ballon im Brustkorb bis zum Anschlag gefüllt, dann verfügt er über eine geringere Pufferkapazität. Landet ein Staubkorn auf ihm, dann landet es nicht weich und sanft, sondern wird gleich wieder wegkatapultiert. Eine allergische (Über-)Reaktion. Und dieses Staubkorn kann alles Mögliche sein: ob Pollen, Katzenhaare oder gefühlsmäßige Übergriffe anderer Personen. Für all diese Zustände gibt es natürlich viele weitere Ursachen. Es lohnt sich trotzdem, auf die Lunge zu hören und was sie uns sagen will: Ja zu Dir. Ja zum Leben. Tiefes Einatmen. Entspanntes Ausatmen.

Symptome, die aus Sicht der TCM auf eine (mögliche) Funktionsbeeinträchtigung hinweisen: Kurzatmigkeit, Druckgefühl in der Thoraxregion, Asthma, Allergien, Benommenheitsgefühl, Neigung zu Übelkeit sowie Brechreiz, Verstopfung, verminderte Harnausscheidung

Die Lunge reguliert die Wasserwege

Im Herbst befindet man sich wieder vermehrt in geschlossenen Räumen. Die Fenster sind geschlossen, die Heizungen brummen und in Summe ergibt das oft ein trockenes Raumklima. Trockenheit hasst die Lunge jedoch, vor allem auch, weil sie nicht nur die Herrscherin über das Qi, sondern auch über die Wasserwege ist. Qi ist die Instanz im Körper, die bewegt – auch das Wasser, und das gehört vor allem verteilt. Sonst geht es der Körperlandschaft wie der Natur bei extremen Wetterverhältnissen: Da kann es Regionen geben, die von Regenfällen ertränkt werden, während in nicht allzu weiter Entfernung der Boden staubig und hart wie Beton wird. Das Wasser gehört eben verteilt.

Die Lunge unterstützt eine absteigende Wirkung im Körper, und ist sie dazu nicht in der Lage, kann es zu Flüssigkeitsstaus vor allem im Oberkörperbereich kommen. Grüßt einen am Morgen ein Gesicht mit interessanten Schwellungen im Spiegel, von den Augenlidern bis über den Hals, dann lässt die Lunge grüßen. Diese meldet sich nach dem Aufwachen auch gerne mit vermehrtem Auswurf zu Wort, ebenfalls ein Zeichen dafür, dass das Wasser im System von der Lunge nicht optimal verteil wurde.

Es geht aber auch anders: Wenn man mehrere verzweifelte, mitunter sogar schmerzhafte Anläufe braucht, um ein genauso zähes wie klebriges Etwas aus den oberen Atemwegen zu lösen. Oder man hustet sich die Seele aus dem Leib und es kommt gar nichts: also trockener Husten. Dann befindet sich die Feuchtigkeit im Körper irgendwo, sicher aber nicht im Lungen- oder Rachenbereich.

Ein weiteres klassisches Zeichen dafür, dass die Funktion der Lunge in Bezug auf die Wasserwege und die Verteilung der Feuchtigkeit beeinträchtigt ist: trockene Haut. Die allgemeine Trockenheit kann so weit gehen, dass das gesamte System darunter zu leiden beginnt, wie ein Motor ohne Kühlwasser. Dann beginnt es zu überhitzen, vor allem am Nachmittag, bis hin zu einer gefühlten Fiebrigkeit. Um all diesen Zuständen entgegenzuwirken braucht es zweierlei: Die Lunge muss stark genug sein, um gut verteilen zu können. Und natürlich braucht es auch Flüssigkeit im System, denn nicht nur überhitzte Räume machen der Lunge zu schaffen, sondern auch austrocknende Ernährungsweisen oder Rauchen. Übrigens: Marzipan ist ein hervorragendes Mittel, um die Lunge wieder zu befeuchten.

Symptome, die aus Sicht der TCM auf eine (mögliche) Funktionsbeeinträchtigung hinweisen: trockener Husten, zäher Schleim beim Abhusten, intensiver Schleim beim Abhusten, der Husten verschlimmert sich am Nachmittag und in der Nacht, Juckreiz im Halsbereich, Heiserkeit, Durstgefühl, Trockenheit der Nasen-, Mund- und Rachenschleimhaut, Trockenheit der Haut, gerötete Haut über der Wangenregion, Falten im Bereich der Wangen, Fieberneigung am Nachmittag und Nachtschweiß, ein Gefühl der Hitze im Bereich des Thorax, der Handinnenflächen und Fußsohlen, verstärkte Wechselbeschwerden, Flüssigkeits-Stagnation im Gesicht frühmorgens, Gesichtsödeme, Lungenödeme

Die Lunge zeigt sich in der Haut und der Körperoberfläche

Wer kann sich noch an den James-Bond-Klassiker „Goldfinger" erinnern? In diesem wird das Bondgirl Jill Masterson mit einer luftdichten Goldschicht bedeckt und erstickt dadurch. So etwas gibt es aber nur im Film. Die Haut atmet, ja, aber ihr Beitrag zur Gesamtatmung ist zu vernachlässigen. Vielmehr ist unsere Haut unser wichtigstes Kontakt- und Grenzorgan. Die Haut ist die körperlich wahrnehmbare Grenze zwischen uns und der Umwelt. Somit ist sie aber auch die Stelle, an der Kontakt und Berührung stattfinden: Die Haut zeigt an, wie es uns damit geht.

Die Lunge ist das einzige Organ, mit dem wir mit der Außenwelt in direktem Austausch und konstanter Wechselwirkung stehen. Der Dickdarm gibt ab. Die Blase gibt ab. Der Magen nimmt im Regelfall auf. Nur die Lunge nimmt ständig auf und gibt ständig ab. Zudem verbindet unsere Atmung unsere Psyche mit unserem Körper, fördert also unser Identitätsgefühl und unseren Selbstbezug. Vereinfacht auf den Punkt gebracht: Eine gesunde Lunge sorgt dafür, dass wir uns „pudelwohl in unserer Haut fühlen", weil wir ein gutes Gefühl für unsere eigenen Grenzen und keine Angst vor Berührung haben, weil das Selbstwertgefühl und somit die Selbstsicherheit stark genug ausgeprägt sind. Ist das Selbst in Sicherheit, braucht es keine abweisende Burgmauer um sich herum. Es kann die Tore beliebig öffnen, um herein- oder hinauszulassen. Ist uns allerdings bereits zu viel „unter die Haut gegangen", dann heißt es lieber „Schotten dicht" als Resultat vieler Grenzverletzungen oder einer großen inneren Unsicherheit. Ja, so etwas ist manchmal „zum Aus-der-Haut-Fahren", aber so einfach „kann man nicht aus seiner Haut" heraus, denn sie grenzt ja nicht nur aus, sondern auch ein. Sie kann sogar zu einem richtigen Panzer werden, verstärkt mit Schuppen, die sich zu besserem Schutz verflechten, damit die Seele vor unnötigen Reizen bewahrt wird, die sie „jucken" könnten.

Viele Hautkrankheiten stehen in der TCM mit der Lunge in Verbindung. Auch im Westen wird die Haut immer mehr als ein Spiegel der Seele gesehen: Denn ob Neurodermitis oder Schuppenflechte, eine Fehlregulation des Immunsystems kann ein auslösender Faktor sein. Und das Immunsystem reagiert nun mal empfindlich auf Stress, und äußerst „dünnhäutige" Personen sind diesem meist wehrloser ausgeliefert als Menschen mit einer „dicken Haut", die wenig bis gar „nichts juckt". Kein Wunder also, dass die Haut mitunter ein Warnsignal aussendet, mit Rötungen, roten Flecken, roten Pusteln, sprich: Komm mir nicht zu nahe, rühr mich ja nicht an.

Klare Grenzen zu ziehen und innere Stabilität bewahren zu können ist auf jeden Fall eine Eigenschaft der Lunge, denn ein kraftvolles Ja zu sich selbst ermöglicht es, leichter Nein zu Dingen sagen zu können, die man nicht wirklich will. Das ist die Basis für eine Kontaktfähigkeit im Sinne einer freien und bewussten Verbindung. Man schätzt Berührungspunkte, auch wenn diese von Intensität geprägt sind, weil man sich von diesen weder eingeengt noch bedroht fühlt.

Und das Körperhaar? Das bringt die TCM ebenfalls mit der Lunge in Verbindung. Ein zusätzlich schützender Pelz, ohne den man rasch einmal „nackt" dasteht. Diesem haben wir allerdings immer mehr den Kampf angesagt: ein Ausdruck immer mehr verschwindender Grenzen? Einer erhöhten Sensitivität?

Einer starken Lunge ist das herzlich egal. Sie versorgt uns mit einer schützenden Abwehrkraft auf allen Ebenen.

Symptome, die aus Sicht der TCM auf eine (mögliche) Funktionsbeeinträchtigung hinweisen: trockene, dünne und spärliche Körperhaare, blasse bis transparente Hautfarbe, offene Poren, trockene Haut, gerötete Haut, rissige Haut, Hautkrankheiten wie Neurodermitis oder Schuppenflechte, Juckreiz

Die Lunge öffnet sich in der Nase

Wir atmen nicht nur durch die Nase, wir riechen auch mit ihr, und Riechen ist dann auch die Sinnesfunktion, die der Lunge zugeordnet wird. Die Lunge sorgt dafür, dass wir Gerüche aufnehmen und differenzieren können. Sie steht aber auch für die „feine Nase" oder den „guten Riecher", sprich für eine äußerst ausgeprägte Sensitivität, die fast schon an den „sechsten Sinn" grenzt. Wir erinnern uns: Der Atem verbindet Psyche und Physis, und im Körper schlummert unser animalischer Instinkt, der Veränderungen im Außen registrieren kann, die unter der bewussten, kognitiven Wahrnehmungsschwelle liegen. Wildtiere können „Gefahren oder Bedrohungen wittern", die sich in großer Entfernung anbahnen und dementsprechend darauf reagieren, weil sie einen perfekten Bezug zu ihren Körpersignalen haben. Dieses System ist bei uns ganz genauso angelegt, nur haben wir es zugeschüttet und weggeschoben. Es ist der Entfremdung von der Natur zum Opfer gefallen.

Der „gute Riecher" kann uns ein wertvolles Warnsignal oder eine wichtige Führungsinstanz sein: Oft laufen wir mit offenen Armen einem drohenden Unglück entgegen, weil wir verlernt haben, auf die zarten Signale im Inneren zu hören, die im Vorfeld schon lange und deutlich „Stopp!" geschrien haben. Umgekehrt verleiht uns ein „feines Näschen" die Fähigkeit, günstige Gelegenheiten beim Schopf zu packen, deren Potenzial andere nicht im Ansatz erkannt hätten. Das gilt im geschäftlichen wie im privaten Sinn, denn die Nase sollte auch bei der Partnerwahl die erste Geige spielen: Nur wen wir „gut riechen können", passt auch wirklich zu uns. Hat man genügend Vertrauen zu seinem Instinkt aufgebaut, dann ist dies ein wesentlicher Baustein für den in die Zukunft gerichteten Optimismus, für den die Lunge steht: weil damit die Fähigkeit einhergeht, auch unter widrigen Umständen die passende „Chance wittern zu können".

Symptome, die aus Sicht der TCM auf eine (mögliche) Funktionsbeeinträchtigung hinweisen: schwacher Geruchssinn, Verlust des Geruchssinnes, verstopfte Nase, rinnende Nase, Neigung zu Nasenpolypen, schlechter Instinkt

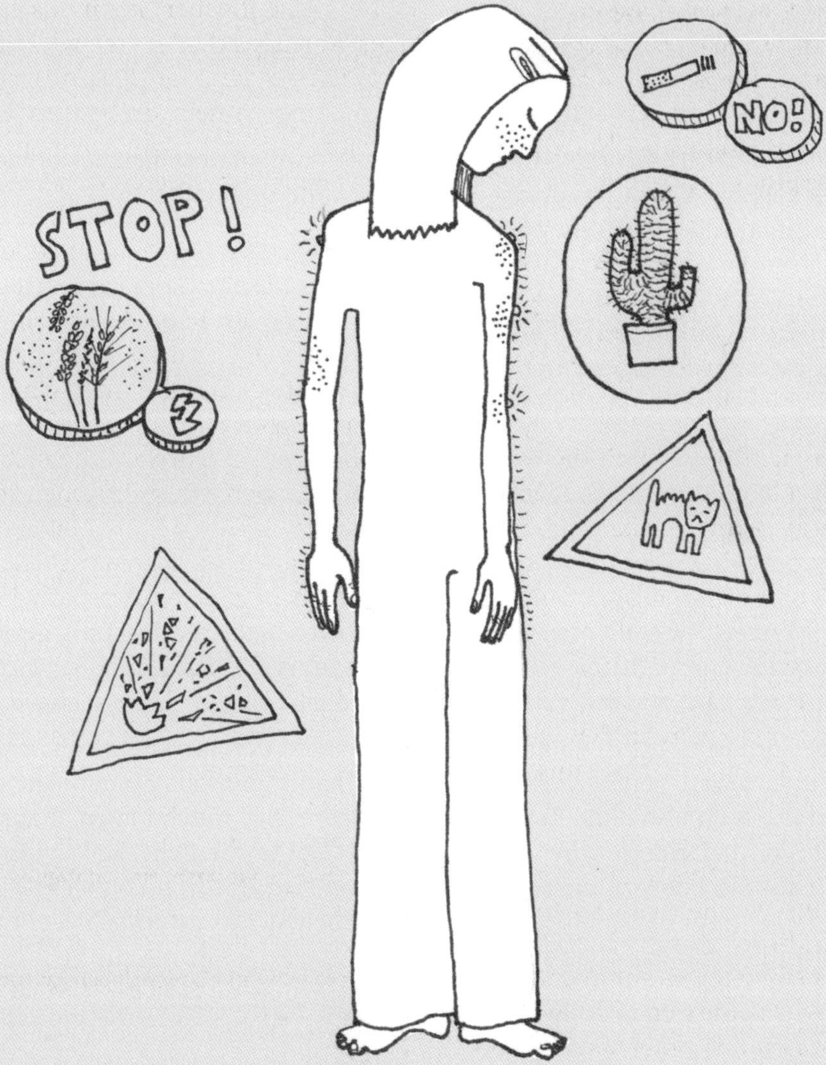
STOP!
NO!

Die Lunge beherbergt den Elementargeist Po

Der Po wird in der Traditionellen Chinesischen Medizin als die Körperseele bezeichnet, weil der Atem die Seele mit dem Körper verbindet und der Körper Träger seiner eigenen Seele ist. Man kann auch sagen: Der Po steht für unsere Körperintelligenz und unser Körperbewusstsein wie auch ein bisschen für den animalischen Instinkt und animalisches Agieren. In diesem Sinn repräsentiert er unseren Überlebenstrieb, sprich, der Po macht alles, um unsere physische Form bestmöglich in Schuss zu halten, vom Ich-zuerst-Denken bis hin zur Fähigkeit, Krankheiten oder Verletzungen zu kurieren.

Übertrieben dargestellt: Fängt es in einem Raum zu brennen an, dann sind die Leute mit einem starken Po als Erste draußen, und wenn nötig steigen sie dafür auch über Leichen. Die Personen mit einem schwachen Po warten hingegen hilfesuchend und wimmernd in einer Ecke, bis sie gerettet werden. Sollte es zu Brandwunden kommen, dann heilen diese bei einem starken Po rasch und ohne Komplikationen, während bei einem schwachen Po selbst kleinste Bläschen zu einem Zusammenbruch des Immunsystems führen können. Letztendlich hat das alles mit der Kernfunktion der Lunge zu tun: mit dem Ja zu sich selbst. Ein starkes Ja führt zu einem Tarzan-ähnlichen Ego, also gleichsam unverwundbar und König des Dschungels. Ein schwaches Ja führt jedoch zu Selbstzweifeln, die so weit gehen können, dass man sich fragt, ob man nicht auf dem falschen Planeten gelandet ist? Weil man sich hier so gar nicht heimisch fühlt, weder im eigenen, von einer schwächelnden Tendenz geprägten Körper mit seiner Anfälligkeit für jede Form von Krankheiten, vor allem chronischen, noch in der Realität, mit der man sich so oder so auf Kriegsfuß befindet, weil man keinen Bezug zu ihr aufbauen kann und will.

Der Tarzan hat keine Angst vor der Zukunft. Der fragile Po fürchtet sie über alles, weil er sich einfach nicht ausreichend „gerüstet" fühlt für Herausforderungen, die er nicht kennt oder abschätzen kann. Genau dafür soll der Po jedoch sorgen: für ein tiefes Atmen, das uns ruhig und besonnen macht. Für einen langen Atem, der uns jede Form von Hürden überwinden lässt, die sich uns in den Weg legen. Gerade in Krisenzeiten ist es die Kraft des Po, die wir am meisten benötigen, und sind es nicht vor allem Krisenzeiten, die einerseits vermehrt zu Lungenkrankheiten führen und andererseits den Tabakkonsum ankurbeln? Dabei kann man den Po auf sehr viel vernünftigere Art unterstützen: Raus in die Natur! Viel körperliche Bewegung an der frischen Luft. Einfach stärker werden, auf allen Ebenen. Das tut ja auch der Lunge gut.

Symptome, die aus Sicht der TCM auf eine (mögliche) Funktionsbeeinträchtigung hinweisen: wenig ausgeprägtes Körpergefühl, Identitätsprobleme, Egoismus, Altruismus, Depression, Opferrolle, große Zukunftsängste

Die Lunge in Deinem Freundschaftsbuch

Meine Lieblingsfarbe: Weiß

Meine Lieblingsjahreszeit: Herbst

Meine Lieblingshimmelsrichtung: Westen

Meine Lieblingstageszeit: zwischen 3:00 und 5:00

Wenn ich ein Tier wäre: weißer Tiger

Das stört mich: wenn es zu trocken ist

Dabei blühe ich auf: Bewegung in der Natur, Körperkontakt, Kontakt mit Tieren

Das esse ich gerne: Reis, Rettich, Radieschen, Lauch,
Kompotte (vor allem Birne), Marzipan ...

Das sollte ich vermeiden: Rauchen, Bitteres, Scharfes, trockene Lebensmittel wie
Chips oder Knäckebrot ...

Ich schätze: Reinheit, Optimismus, Selbstlosigkeit

Ich tue mir schwer mit: Egoismus, Süchten, Grenzverletzungen

Das kann ich besonders gut: immer wieder von Neuem beginnen

Was mir an mir gefällt: meine Haut

Wen ich gerne mag: den Dickdarm

In einer Beziehung brauche ich: Raum und Zeit

Das wollte ich Dir schon immer gerne sagen: Sag laut und deutlich
Ja zu Dir und Deinem Leben!

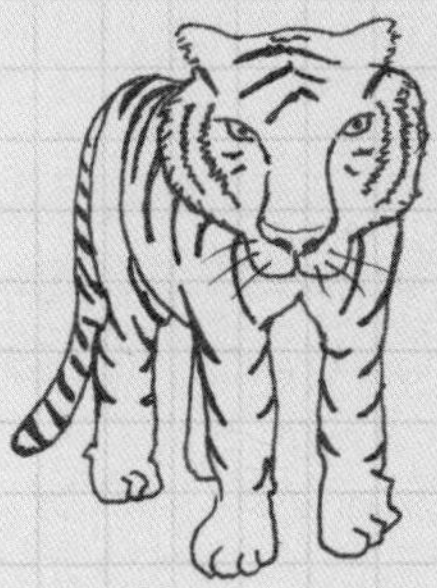
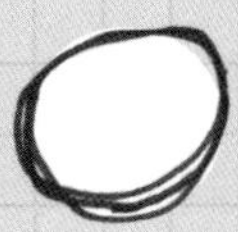
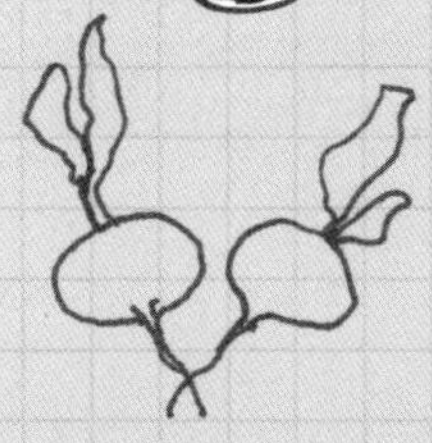

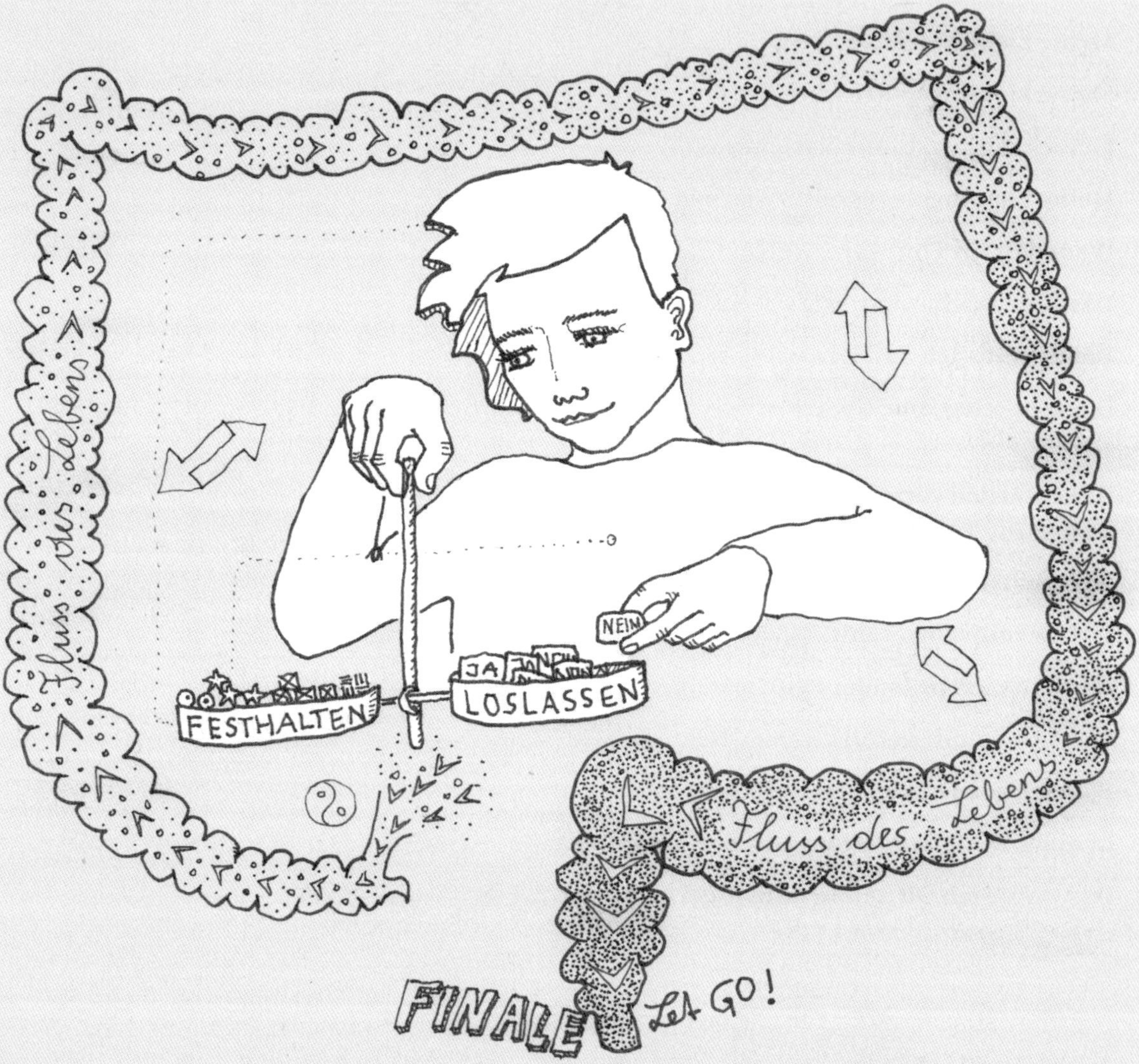
Fluss des Lebens
FESTHALTEN
LOSLASSEN
JA
NEIN
Fluss des Lebens
FINALE
Let GO!

Der Dickdarm

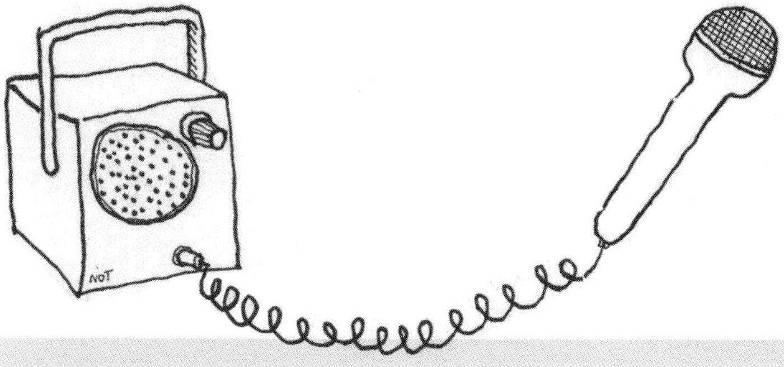

Lieber Dickdarm, ich freue mich auf das Gespräch mit …
Du bist zwei Minuten zu spät.
Äh, ja, aber …
Ich erwarte Pünktlichkeit. Pünktlichkeit ist Respekt.
Du bist aber genau …
Das ist auch wichtig, darauf achte ich sehr.
Warum? Ist das Deine Aufgabe? Ich dachte, die hat mehr mit Loslassen zu tun? Also mit Lockerheit?
Loslassen ist nur die andere Seite der Medaille. Loslassen braucht Kontrolle. Kontrolle braucht Loslassen. Es geht hier um ein konstruktives Gleichgewicht.
Wie ist das zu verstehen?
Ich bin der Dickdarm. Was wäre, wenn ich alles gleich wieder loslassen würde, was ich von Dir bekomme? Da hättest Du die Hose ganz schön voll. Magst Du Dir das vorstellen? Nein. Lieber nicht. Anders ausgedrückt: Durchfall ist nicht gut. Verstopfung aber ebenso wenig. Die Balance ist entscheidend.
Okay. Das verstehe ich. Trotzdem wirkst Du auf mich eher wie ein Erbsenzähler.
Nur weil ich mich einfach gut im Griff habe und Genauigkeit schätze? Ich sage einfach nicht zu allem Ja und Amen. Es ist auch wichtig, kritisch zu sein, Nein sagen zu können und an bestimmten Werten festzuhalten.
Schon. Aber bist Du nicht, wie soll ich sagen, etwas dominant geworden? In Relation zu all den anderen Organen?
Warum?
Ich habe halt den Eindruck, dass sehr viele Leute sehr gerne festhalten und kontrollieren. Oder etwa nicht?
Und genau das geht mir heftig auf den Arsch. Die meisten Menschen halten verzweifelt an Kleinigkeiten fest, aber das große Ganze entgleitet ihren Fingern. Obwohl, eigentlich ist es genau umgekehrt. Weil ihnen das große Ganze aus den Fingern gleitet, sind sie davon besessen, Kleinigkeiten fast schon manisch zu kontrollieren. Diese Drecksarbeit bleibt an mir hängen. Das macht mich müde. Und meine Kollegen auch. Kein Wunder also, dass es so viele Verdauungsstörungen gibt.

Was verstehst Du unter dem großen Ganzen?
Ich sollte auf allen Ebenen denselben Job ausführen: Dinge aus dem System zu entfernen, die es nicht mehr brauchen kann. Körperlich ist das leicht zu verstehen, da entsorge ich den Rest der Verdauung, der Dir nichts mehr bringt. Tue ich das nicht, dann hast Du ein Problem: Verstopfung. Genau das Problem kannst Du aber auch auf emotionaler und geistiger Ebene haben: Verstopfung. Weil Du schon längst Verdautes einfach nicht loswerden willst. Wann hattest Du Deine letzte Trennung?
Meine letzte Trennung? Warum?
Sag's mir einfach.
Uh. Das ist schon gut zehn Jahre her …
Was passiert, wenn Du die Person wiedersiehst? Bist Du ihr dankbar? Oder bist Du nachtragend?
Sollte eigentlich nicht ich Dich befragen?
Siehst Du, Du weichst aus. Du bist also doch nachtragend. Du hast die Person einfach nicht ganz losgelassen. Oder Du hast die Emotionen, die Du mit ihr verknüpfst, nicht ganz losgelassen. Du trägst diese immer noch mit Dir umher. Sie gären und rumoren in Dir. Das kann Dich richtiggehend vergiften. Im Kopf. In Bezug auf Deine Gefühle. Oder Dich müde machen, weil das natürlich eine Belastung ist, ein unnötiger Ballast, den Du die ganze Zeit mit Dir herumschleppst. Und dann wunderst Du Dich, wenn Du ganz schwermütig wirst. Scheiß Dich nix, lass endlich los!
Und wozu brauche ich dann die Kontrolle?
Am besten ist natürlich, Du vermeidest vorab Ballast, der Dir nicht guttut. Dazu musst Du beherzt Nein sagen können. Das ist eine bewusste Kontrolle, die Dir helfen soll, möglichst unbeschwert durch das Leben zu gehen. Kannst Du gut Nein sagen?
Äh … nein …
Dachte ich mir. Und das ist genau das, was ich nicht mag. Wenn Festgehalten wird an Sachen, die schon längst ausgeschieden gehören und nicht Nein gesagt wird zu Sachen, die unnötig unseren Lebensrucksack beschweren. Eine klassische Dickdarm-Fehlfunktion. Irgendwann bin ich dann völlig ausgeleiert und kraftlos.
Wie würde es denn aussehen, wenn Du richtig funktionierst?
Dann hältst Du an Deinen großen Lebensträumen fest und sagst radikal und konsequent zu allem Nein, was diesen im Weg steht. Du bist genau bei Wichtigem und locker bei Unwichtigem. Pünktlichkeit ist übrigens wichtig, merk Dir das für das nächste Mal!

Die Lebensaufgabe des Dickdarms

Der Dickdarm ist ein Organ des Herbstes und im Herbst entledigt sich die Natur von jeglichem unnötigen Ballast, der Energie bindet oder verbraucht. Im Herbst lässt die Natur im großen Stil los, und das ist es auch, was der Dickdarm in uns machen sollte: loslassen, was wir nicht mehr benötigen. Der Dickdarm zieht Grenzen, und am liebsten zieht er diese Grenzen mit der Kraft des Nein. Nein zu Energieräubern. Nein zu Grenzüberschreitungen. Nein zum Rucksack der Vergangenheit, wenn dieser allzu sehr auf den Schultern der Gegenwart lasten sollte, wenn eingelernte Verhaltensweisen oder verinnerlichte Glaubenssätze den Fluss des Lebens derart verstopfen, dass es zu Stillstand oder Stagnation kommt. Wenn wir unseren „Hintern einfach nicht mehr hochkriegen" oder ständig den „Hintern so stark zusammenkneifen", dass ein Fortschreiten nicht mehr möglich ist.

Andererseits hilft uns der Dickdarm dabei, an dem festzuhalten, was wirklich zählt, was eine große Wertigkeit für uns besitzt. Diese Form des Festhaltens ermöglicht es uns, längerfristig etwas aufzubauen, an wichtigen Zielen dranzubleiben. Die bewusste Kontrolle des Dickdarms hat etwas Bewahrendes, etwas Absicherndes. Er ist die Instanz in uns, die uns „Gold scheißen lässt", weil wir „fest im Sattel" des richtigen Lebenspferdes „sitzen" und mit ihm fruchtbaren Boden bestellen.

Lassen wir jedoch das für uns Richtige los und halten am für uns Falschen fest, dann kann es sein, dass wir „am Arsch sind" und uns „stocksteif" durch das Leben bewegen, quasi mit einem bremsenden „Stock im Hintern". Um hier die richtigen Entscheidungen zu treffen, arbeitet der Verdauungstrakt als Einheit, denn der vorgelagerte Dünndarm sorgt mit seiner Trennfunktion von Reinem und Trübem für die notwendige Klarheit, der Magen unterstützt den Dickdarm mit dem notwendigen Biss und die Milz verwertet das Beste daraus.

Was wir von der TCM über den Dickdarm lernen können

Der Dickdarm kontrolliert das Loslassen und Weiterleiten

Der Herbst ist die Jahreszeit des Loslassens und Loslassen ist eine der Kernfunktionen des Dickdarms: Nach einer langen, beim Mund beginnenden Reise hat die zu einem Brei umgewandelte und stetig weiterbearbeitete Nahrung nun ihre letzte Station erreicht. Hier entzieht der Dickdarm dem Stuhl bis zu 90 Prozent des Wassers und nahezu alle Elektrolyte, um diese an das Blut weiterzuleiten. Erst dann schickt er den nun eingedickten und für den Körper wertlosen Anteil auf seine allerletzte Reise.

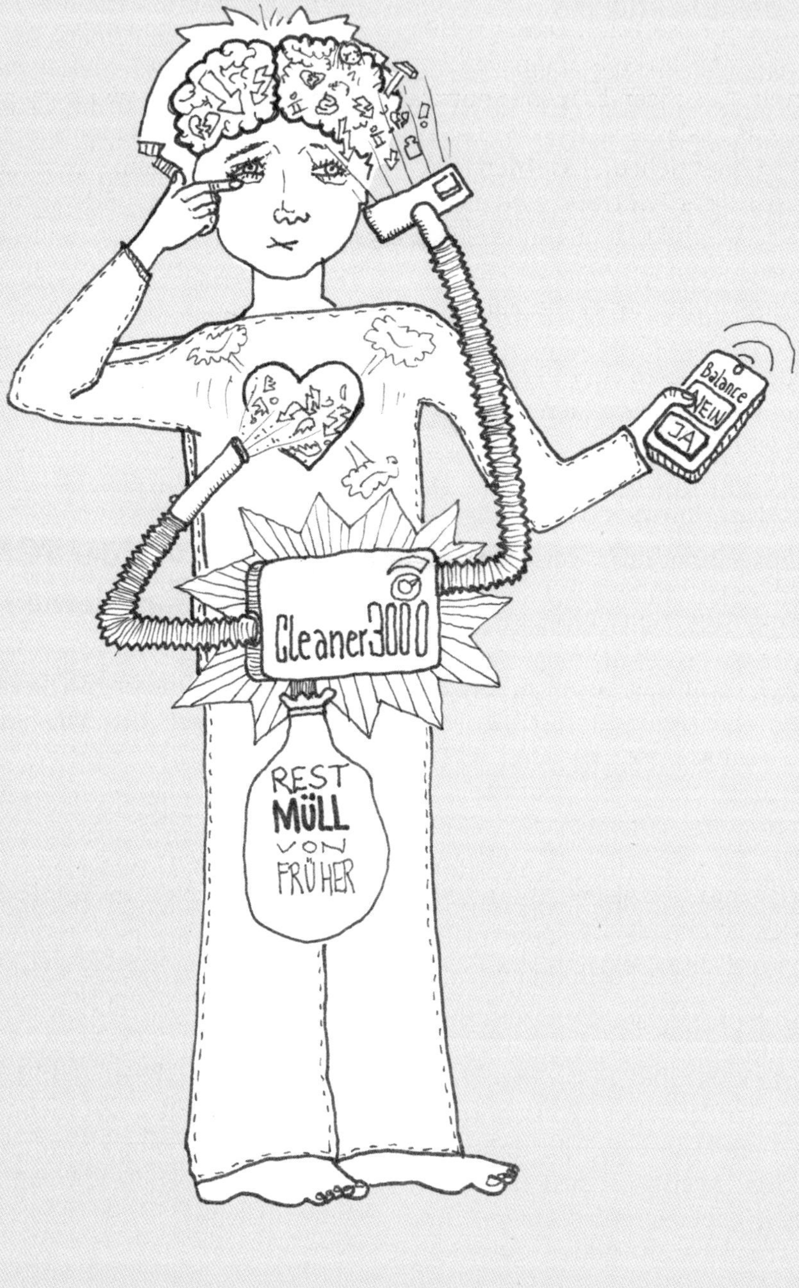
Balance
NEIN
JA
Cleaner3000
REST
MÜLL
VON
FRÜHER

Sprich: Loslassen, ja. Aber nicht einfach so, sondern bewusst. Damit nichts unbeabsichtigt „in die Hose geht". Damit nichts verloren geht, was man eigentlich noch benötigen könnte. Loslassen braucht Kontrolle, Kontrolle das Loslassen – die zwei Seiten der Medaille. Daher sieht die TCM den Dickdarm als Instanz der Kontrolle, und das ist wiederum eine Qualität, deren Entdeckung einem heranwachsenden Menschen große Freude bereiten kann, denn die Fähigkeit zur Selbstkontrolle wurde uns nicht in die Wiege gelegt, die müssen wir erlernen. Und die bewusste Kontrolle über den Stuhlgang zu erlangen ist diesbezüglich ein wichtiger Entwicklungsschritt. Ein Schritt, der gar nicht so leicht ist. Entdeckt Klein-Baby die Macht, die es über seine Körperfunktionen ausüben kann, kann es sein, dass das stolze Endprodukt des Verdauungsprozesses oft mehrere Tage zurückgehalten wird, teils bewusst, größtenteils unbewusst, bis der Bauch einem Basketball mit Überdruck gleicht. Und dann kommt plötzlich alles auf einmal, oft genau in jenen Situationen, in denen man es sich als Elternteil am wenigsten wünscht. Das Finden und Etablieren der richtigen Balance zwischen Festhalten und Loslassen ist eine Kunst, mit der auch Erwachsene große Probleme haben.

Ein zu starkes Festhalten kann die Ursache für Verstopfung sein und das nicht nur auf körperlicher Ebene. Denn Festhalten tun wir vor allem im Kopf. Oder im Herzen. Und was wir dort nicht loswerden, kann sich zu stauen beginnen. Immer mehr. So als würden wir ständig etwas in unserem mentalen und emotionalen Rucksack hineinstopfen, ohne diesen jemals zu entleeren, bis er schließlich komplett verstopft ist und wir uns unter seiner Last gebeugt mühsam durchs Leben schleppen müssen. Und was sich lange unter großem Druck staut, kann schließlich zu gären beginnen oder sich entzünden. Dann bekommen die Altlasten eine toxische Qualität und können uns von innen heraus richtiggehend „vergiften". Colitis auf geistiger Ebene? Weit verbreitet!

Was uns der Dickdarm eigentlich zu sagen hat: Wir nehmen ständig etwas ein und auf. Ob Lebensmittel oder Lebenserfahrungen. In Bezug auf die Lebenserfahrungen gilt es, wie beim Nahrungsbrei, zu prüfen: Steckt da etwas drinnen, was für mich einen Wert hat? So wie das Wasser und die Elektrolyte im Stuhl? Falls ja, dann gehören diese Aspekte gezielt herausgefiltert; der Rest kann sofort entsorgt werden, damit er nicht zu einem unnötigen Ballast wird. Die Realität ist jedoch oft anders: Wir machen Erfahrungen. Wir verarbeiten diese nicht einmal wirklich. Wir legen sie im rohen Zustand in das Archiv unseres Systems ab. Eine nach der anderen. Derart bauen wir unsere Lebensgeschichte auf, bis uns schließlich die losen Enden der

Vergangenheit zu dominieren beginnen, ohne dass wir von ihnen wirklich etwas gelernt haben. Verhaltensmuster, Glaubenssätze oder Überzeugungen, die uns nicht wirklich dienlich sind, gehören so rasch wie möglich entsorgt.

Die Lunge steht für das Ja zur Zukunft. Der Dickdarm für das Nein zu einer Vergangenheit, die unseren wahren Wesenskern mit Müll zu bedecken beginnt. Die Kraft des Dickdarms besteht darin, sich von dieser lösen zu können. Er sorgt für die Darmreinigung auf allen Ebenen.

Symptome, die aus Sicht der TCM auf eine (mögliche) Funktionsbeeinträchtigung hinweisen: Verstopfung, Harnverhalten, übelriechende oder brennende Ausscheidung, Bauchkrämpfe, nässende und juckende Hautausschläge, Entzündungen der Augen, Entzündungen der Gelenke, Schulterschmerzen, chronische Nebenhöhlenentzündung, Hypertonie, Morbus Crohn, Colitis ulcerosa, Dickdarmpolypen, Blinddarmentzündung, Darmverschluss, Fieber, Übelkeit und Appetitlosigkeit, Erbrechen

Der Dickdarm prägt die Ausscheidungen

Der Dickdarm entzieht dem Stuhl Wasser und dickt ihn dadurch ein. Aber nicht immer „kommt es dick", manchmal kommt es sogar ziemlich dünn, also „Dünnschiss". Mittels diesem versucht der Körper in vielen Fällen etwas loszuwerden, das er nicht verträgt, zum Beispiel Lebensmittel, Bakterien oder Viren. Der Dickdarm scheidet aus, was unserem System nicht guttut. Er kann jedoch auch bei bester Ernährung zum „kleinen Scheißer" werden. Stichwort: Angst. Vor dieser „macht man sich in die Hose" und dazu muss sie gar nicht mal so groß sein. Eine latente, an den „Eingeweiden nagende" Unsicherheit reicht oft aus. Aber auch das Reizthema Stress kann zu einem genauso nervösen wie sensiblen Darm führen, wenn man vor Herausforderungen „Schiss hat" oder bei Konfrontationen schnell „die Hose voll". Aber ob Angst oder Stress, der Dickdarm reagiert dann empfindlich, wenn man drauf und dran ist, die Kontrolle über sich oder Situationen zu verlieren, wenn einem die „Dinge zu entgleiten" drohen. Statt hier die „Arschbacken zusammenzukneifen" und nach vorne zu blicken, lässt „sich" ein geschwächter Dickdarm eher „gehen", weil er damit überfordert ist, sich „im Griff zu haben" und dadurch schnell „verkrampft".

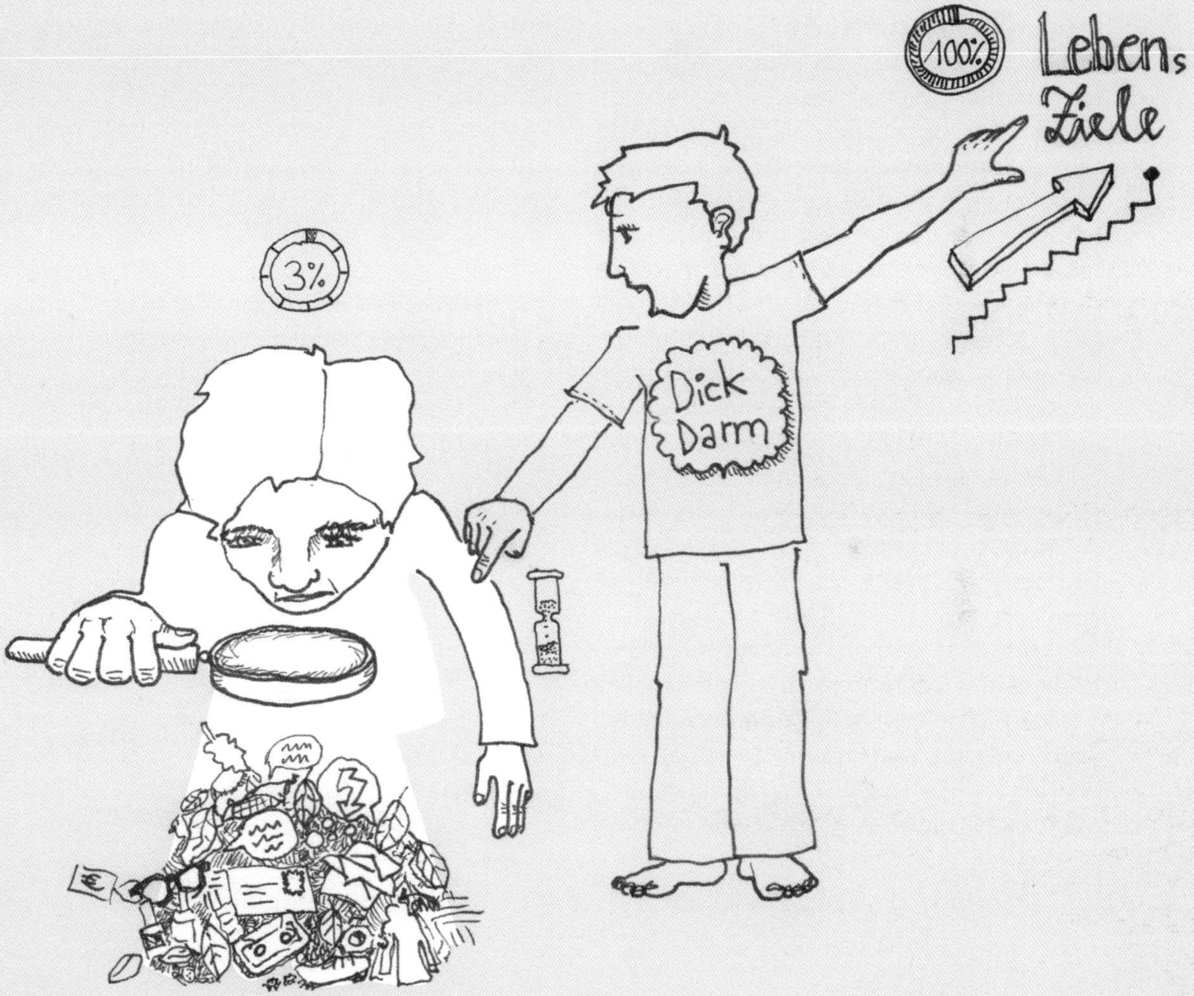
100%
Lebens
Ziele
3%
Dick
Darm

Diese Zustände katapultieren uns in einen kleinkindlichen Zustand zurück, in dem alles weich durch uns hindurchfließt, ohne dass wir „dagegenhalten" wollen oder können. Was uns der Dickdarm hier sagen will: Einerseits geht es darum, entsprechende Grenzen zu setzen, also klar und deutlich Nein zu sagen, wenn uns etwas zu sehr zu belasten beginnt. Andererseits geht es auch darum, einen stärkeren inneren Halt aufzubauen, einen kraftvollen Rückhalt in sich selbst, der Selbstvertrauen und Selbstbewusstsein kreiert. Es geht um die Fähigkeit, bewusst Gedanken oder Gefühle unter Kontrolle zu halten, die uns ansonsten zu überschwemmen drohen. Umgekehrt kann die Botschaft des Dickdarms auch lauten, sich öfter mal „gehen zu lassen", sich mehr dem Fluss des Lebens hinzugeben, wenn der Stuhl so ausgetrocknet und hart geworden ist wie die Selbstkontrolle. Wenn die Selbstkontrolle nicht mehr dazu dient, die Ziele der Seele zu erreichen, zu wachsen und zu blühen, sondern zum reinen Selbstzweck verkommen ist und die inneren Zügel so straff angezogen wurden, dass man zwar fest im Sattel seiner Überzeugungen sitzt, aber nicht mehr von der Stelle kommt. Man hält fest, um zu konservieren und zu bewahren, weil man Angst vor dem hat, was sich außerhalb des streng abgegrenzten Lebensradius befinden könnte. Diese Form der Trockenkonservierung spiegelt einen meist sehr konservativen Zugang zum Leben wider. Wiederum gilt: Es ist eine Kunst, die richtige Balance zwischen Festhalten und Loslassen zu finden, und ein Blick in die Toilette kann uns dabei helfen, an welcher Dickdarm-Schraube wir diesbezüglich drehen könnten.

Symptome, die aus Sicht der TCM auf eine (mögliche) Funktionsbeeinträchtigung hinweisen: trockener Stuhl, breiiger Stuhl, schleimig-blutige Durchfälle, häufiger schmerzhafter Stuhldrang

Der Dickdarm in Deinem Freundschaftsbuch

Meine Lieblingsfarbe: Weiß

Meine Lieblingsjahreszeit: Herbst

Meine Lieblingshimmelsrichtung: Westen

Meine Lieblingstageszeit: zwischen 5:00 und 7:00

Wenn ich ein Tier wäre: Hase

Das stört mich: Unpünktlichkeit

Dabei blühe ich auf: Pünktlichkeit

Das esse ich gerne: fermentierte Nahrungsmittel wie Sauerkraut oder saure Gurken, Reis, Haferschleim …

Das sollte ich vermeiden: Fast Food, Wurst, Gluten, zu trockene Nahrung, zu scharfe Nahrung …

Ich schätze: klare Regeln, Rechtschaffenheit, Genauigkeit

Ich tue mir schwer mit: Chaos, Veränderung, einer unbestimmten Zukunft

Das kann ich besonders gut: Kontrollieren

Was mir an mir gefällt: meine Backenknochen, mein Gesäß

Wen ich gerne mag: die Lunge

In einer Beziehung brauche ich: Verständnis für meinen Hang zur Perfektion

Das wollte ich Dir schon immer gerne sagen: Scheiß Dich nicht an!

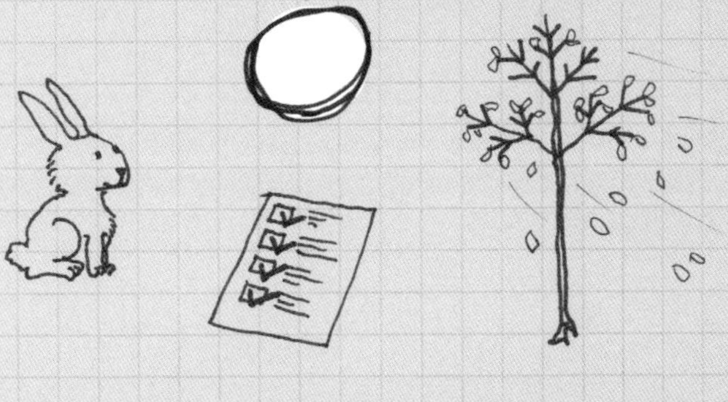

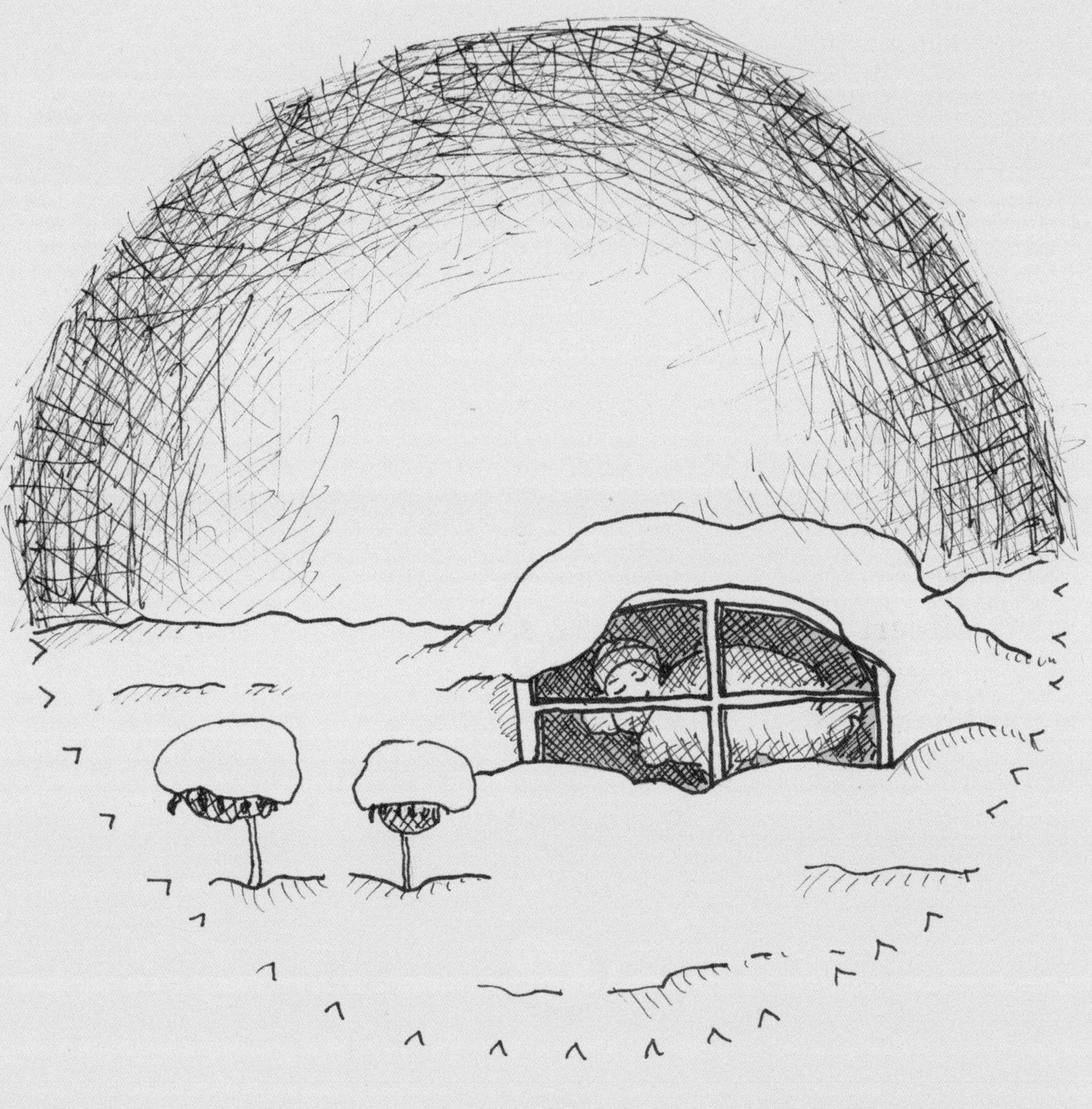

Die Winterorgane Niere und Blase

Der Winter zählt zum Wasser-Element und kann als die Nacht des Jahres gesehen werden. Die Dunkelheit dominiert. Es geht darum, sich auszuruhen, sich zu sammeln, mit dem Inneren in Kontakt zu kommen, tief zu blicken. Von dieser Tiefe aus können Antworten auf große Lebensfragen gefunden werden: Wer bin ich? Was will ich? Niere und Blase helfen Dir dabei.

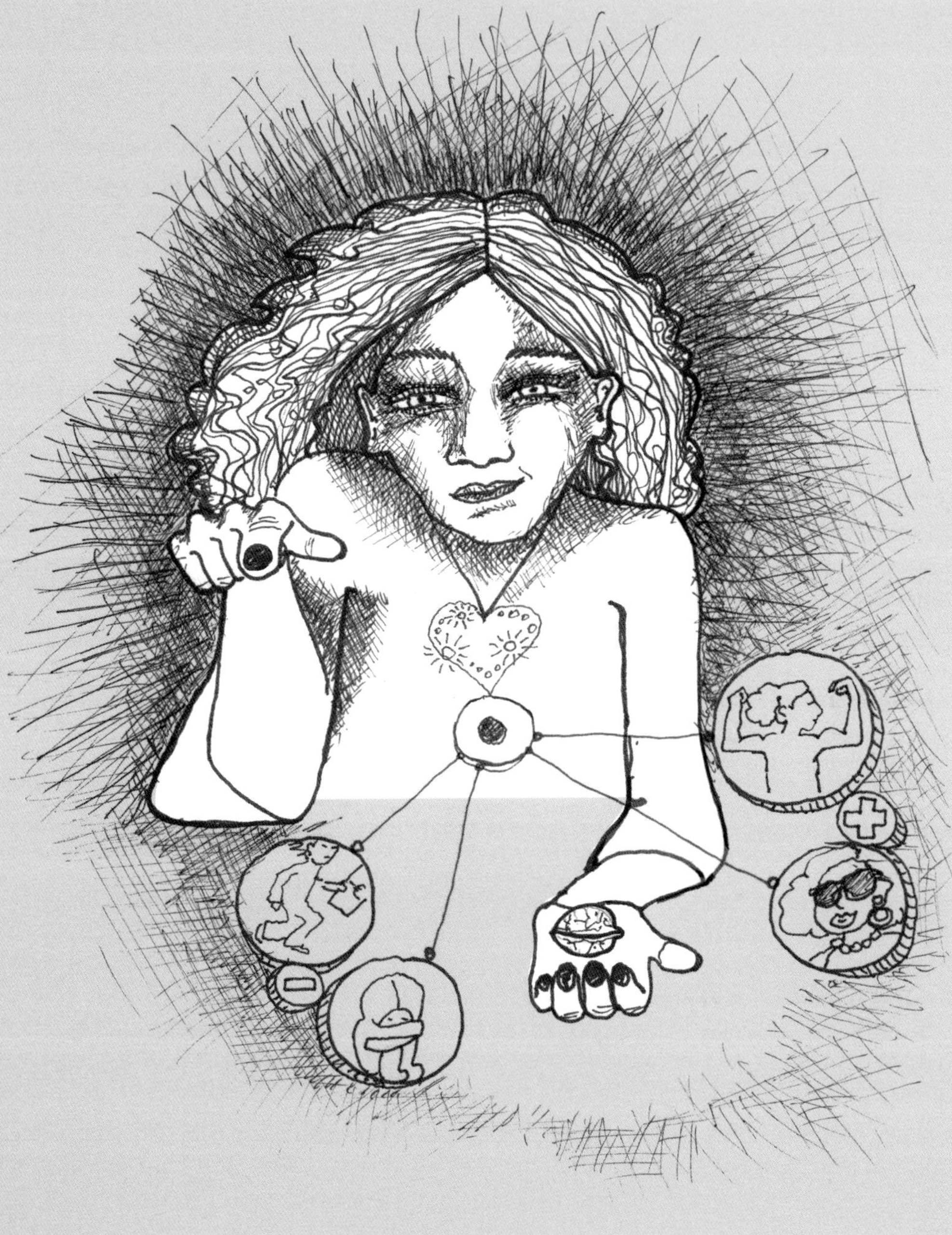

Die Niere

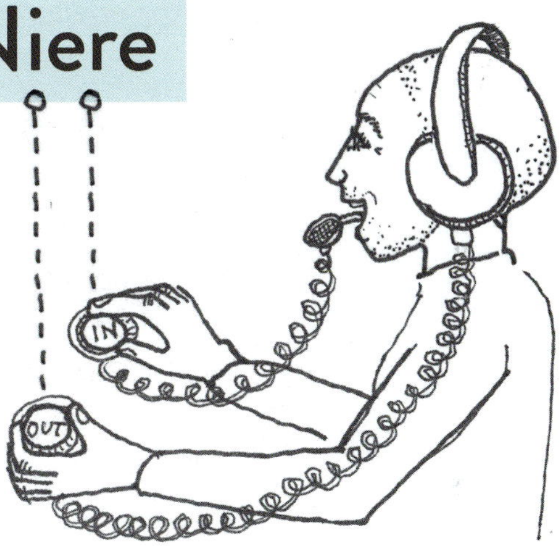

Einen schönen guten Abend, liebe Niere, ich freue mich auf unser Gespräch.
Bist Du Dir da sicher?
Äh, ja, eigentlich schon …
Warum willst Du mit mir reden?
Ich rede doch mit allen Organen! Ich muss Dich für dieses Buch befragen.
Tust Du das, weil Du das wirklich willst oder tust Du es, weil Du glaubst, dass Du es willst?
Jetzt verstehe ich, wovor mich die anderen Organe gewarnt haben. Du bist ja wirklich eine Existentialistin!
Oberflächlichkeiten interessieren mich nicht. Ich prüfe alles auf Herz und Nieren.
Das Herz und Du gehören zusammen?
Wir Organe sind eine große Familie. Und wie das eben so ist in einer Familie: mit manchen kann man mehr, mit anderen weniger. Mit dem Herz arbeite ich eng zusammen. Die Kaiserin soll Dir ja Deine Herzenswünsche ins Ohr flüstern. Aber woher kennt sie diese?
Die Herzenswünsche kommen von Dir?
Ja und nein. Mein Job ist es, Dich auf Deiner Suche nach Dir selbst zu unterstützen. Wenn Du wissen willst, was Du wirklich willst, dann musst Du zuerst herausfinden, wer Du wirklich bist.
Das machen die Nieren in mir?
Ich bin das Winterorgan schlechthin. Die chinesische Medizin zählt mich zum Wasser-Element. Wasser zieht es immer zum tiefstmöglichen Punkt. Und im Winter ist es still und ruhig. Nur wenn Du Dich so tief wie möglich in Dich hineinbegibst und ganz ruhig wirst, kannst Du in einen echten Kontakt mit Deinem Wesenskern treten und erkennen, woraus dieser besteht. Wann hast Du das das letzte Mal gemacht?

Ich glaube, ich kann mich nicht daran erinnern …
Da kannst Du nichts dafür, das ist ja auch nicht üblich. Wird ja fast nie danach gefragt, wo Dein wahres Potenzial, wo Deine echten Talente liegen, was Dich ausmacht als Mensch. Weder in der Schule noch von den Eltern. Ich muss das dann alles ausbaden …
Inwiefern?
Ich bin für Dein Selbstbewusstsein verantwortlich. Schönes Wort, übrigens. Das volle Bewusstsein Deiner Selbst. Du weißt, wer Du bist. Und bist Dir Deines Selbst bewusst, dann bist Du Dir Deines Selbst sicher. Daraus resultiert eine natürliche Form von tiefer und fast unerschütterlicher Selbstsicherheit. Diese ist wiederum die Basis für ein gesundes Selbstvertrauen. Für Vertrauen. Für sich zu trauen. Also auch für Mut. In den meisten Menschen schlummert jedoch eine große Unsicherheit. Und Unsicherheit führt schnell einmal zu Anspannung und zu Stress. Viele merken das gar nicht, legen sich lieber eine Rüstung in Form eines aufgeblasenen Egos an, um davon abzulenken, von dieser latenten Ängstlichkeit.
Du behauptest also, dass die meisten Menschen innerlich unsicher sind?
Wer ist denn wirklich noch bereit, ein echtes Risiko einzugehen? Leben wir nicht in einer Gesellschaft, in der wir uns gegen alle Eventualitäten absichern wollen? Gegen Krankheit und gegen einen Bruch der Fensterscheibe. Gegen Blitzschlag und am besten überhaupt alles in der Zukunft. Wir haben uns eine riesige Komfortzone geschaffen, die niemand mehr verlassen will, schon gar nicht ungebeten. Aber gegen das Leben kann Dich niemand versichern. Das passiert. Und es ist Deine Entscheidung reinzuspringen, auch wenn das Wasser manchmal kalt erscheint. Dazu braucht es Mut und Selbstvertrauen. Und man muss klar wissen, was man will.
Ich dachte, Du bist eigentlich ein Entgiftungsorgan?
Ja. Schon. Zu mir zählen aber auch die Nebennieren. Und die reagieren sehr empfindlich auf Stress. Oder sagen wir so: Die haben sehr viel zu tun, wenn Du gestresst bist. Adrenalin und Cortisol und so. Das kann sie auf die Dauer müde machen, vor lauter Hormonproduktion. Bis hin zum Burnout. Weil das Benzin ausgegangen ist. Und ist das nicht das Drama der Gegenwart? Wir brennen aus, ohne jemals wirklich gebrannt zu haben. Ganz einfach, weil wir viel zu oft das tun, was wir glauben tun zu müssen, anstatt das zu tun, was wir wirklich tun wollen. Dieses Drama kann Dir ganz schön an die Nieren gehen.
Wie kannst Du mir nun wirklich helfen herauszufinden, wer ich bin?
Du brauchst mehr Ruhe. Auf den Grund eines Sees kannst Du blicken, wenn dieser still und klar ist. Gibst Du mir die notwendige Zeit, dann kann ich Dein inneres Wasser von seinen ganzen Verunreinigungen klären und Du wirst fähig sein, tief in Dich hineinzublicken, um Dich zu erkennen.

Die Lebensaufgabe der Niere

Wollen wir etwas wirklich wissen, dann prüfen wir es auf „Herz und Nieren". Geht uns etwas sehr nahe, dann geht es uns „an die Nieren". Und was könnte uns nähergehen als die Fragen, wer wir wirklich sind, was uns wirklich ausmacht und welches Potenzial in uns steckt? Im Winter zieht sich die Kraft der Natur in ihren Kern zurück: in die Wurzeln. Zum tiefstmöglichen Punkt. Um sich zu sammeln und im nächsten Frühling wieder voll durchzustarten. Die Nieren repräsentieren im Körper diesen Kern, unseren Wesenskern. In ihnen schlummert unsere wahre Identität, unsere Superkraft, kurz: unsere Bestimmung. Sich dieser Aspekte bewusst zu werden und diese ins Leben einzubringen ist die Aufgabe der Nieren.

Das ist keine leichte Aufgabe. Daher versorgen uns die Nieren auch mit Willenskraft, Mut und Vertrauen: um bewusst Risiken eingehen zu können, sprich keine Angst davor zu haben, im Leben „sein Ding" zu machen, ob im Beruf, in der Partnerschaft oder was das grundlegende Lebenskonzept betrifft. Nur wenn sich die Kraft aus dem Kern heraus zu entfalten beginnt, kann ein wahrer Frühling entstehen. Man bezieht den „Standpunkt" im Leben, der wirklich zu einem passt, ohne dabei „kalte Füße" zu bekommen. Die Nieren sorgen für das notwendige Selbstbewusstsein. Man fühlt sich sicher in und mit sich selbst, auch wenn der „Boden" der Existenz „zu schwanken beginnt", ganz einfach, weil man stark „verwurzelt" ist. Man verträgt viel Druck, „ohne dass das Kreuz bricht".

Was wir von der TCM über die Niere lernen können

Die Niere speichert die Essenz und steuert Geburt, Wachstum, Entwicklung, Fortpflanzung und Sexualität

Die Nieren sind ein Organ des Winters und im Winter zieht sich die Kraft der Natur zurück: Die gesamte Lebensenergie ruht unter der Erde, in den Wurzeln, in den Samen. Das Samenkorn wird in der TCM gerne als Bildnis für die Nieren verwendet, denn in einem Samenkorn schlummert die gesamte Information, die eine Pflanze braucht, um sich vollständig zu entwickeln. Aus einem solchen Korn kann ein Mammutbaum werden, über 100 Meter hoch, mit einer Lebenspanne von bis zu 1.500 Jahren. Oder eine Tomate, die ihren Beitrag zum großen Ganzen innerhalb eines Sommers abspult. Die Nieren speichern wie ein Samenkorn all diese Informationen: unseren Wesenskern, unsere Essenz, in der TCM auch Jing genannt. Diese Essenz ist verantwortlich für unser Wachstum und unsere Entwicklung, aber auch für unseren Verfall. Sie definiert unsere Grundkonstitution, ob wir mehr

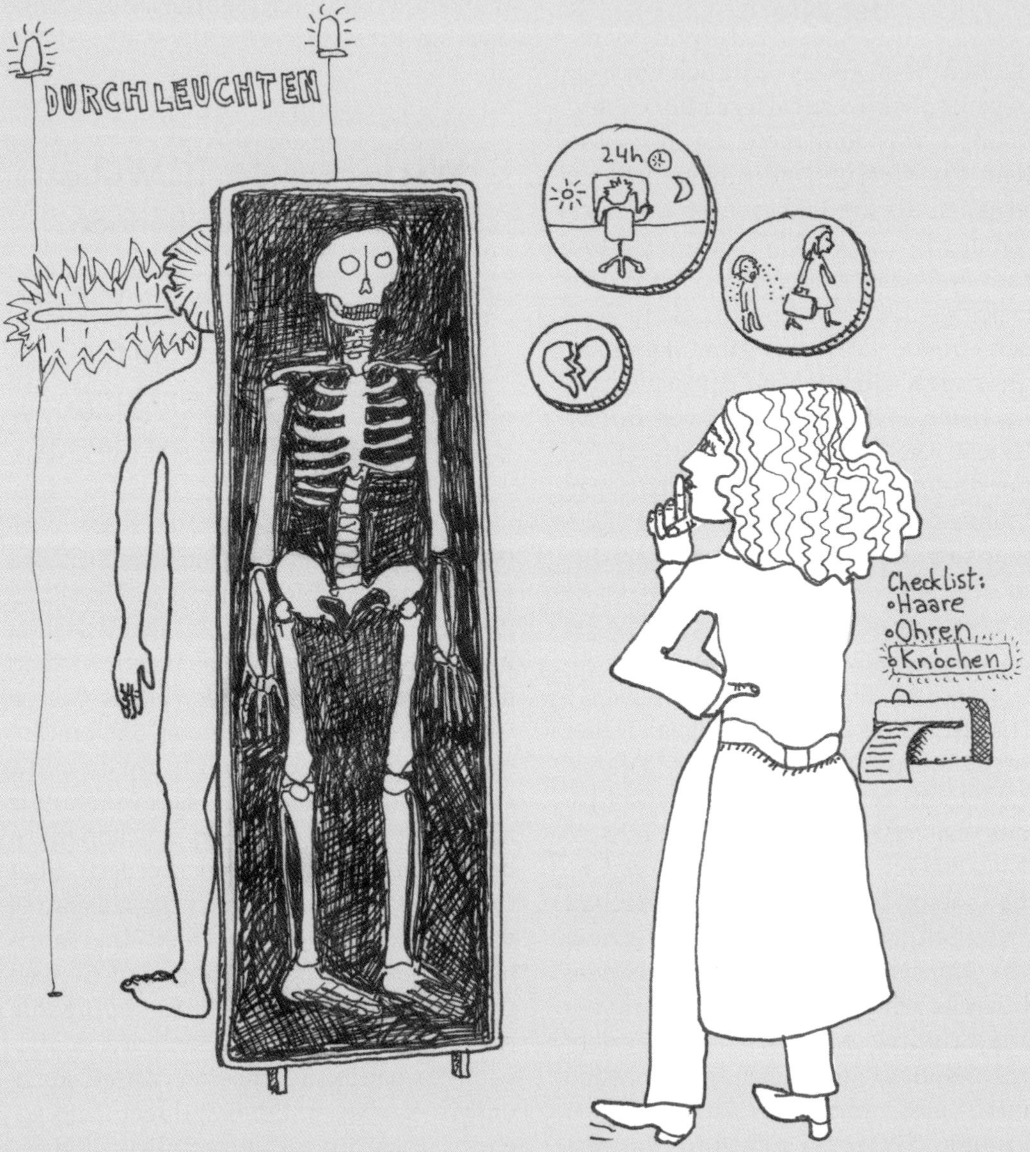
DURCHLEUCHTEN
24h
Checklist:
Haare
Ohren
Knochen

eine Palme, eine Zitterpappel oder eine Eiche werden. Ob wir viel oder wenig Wasser brauchen, ob wir auf kargen Böden zurechtkommen oder lieber im Schatten stehen. Man kann sagen: Die Essenz, das Jing, ist die chinesische Umschreibung für unsere Gene. Unsere Gene bestimmen nicht nur unser Erscheinungsbild, sondern stecken auch den groben Rahmen unserer Lebenserwartung ab. Daher ist die Bewahrung der Essenz eines der wichtigsten Anliegen der TCM: Denn man muss mit dem leben, was man von den Eltern bekommen hat. Deren Essenz vermischt sich bei der Zeugung, und je nachdem wie viel oder wie wenig sie davon zur Verfügung haben, kommt man mit einem prall gefüllten oder einem eher dürftigen Bankkonto auf die Welt.

Ein prall gefülltes Konto ist natürlich ein Startvorteil. Beste Gene. Robuste Erscheinung. Vitalität und Immunität auf einem hohen Niveau. Man lebt aus dem Vollem und kann sich das auch leisten. Dichtes Haar bis ins hohe Alter. Starke Zähne, Knochen, Augen. Gesundheit. Charakter. Charisma. Ein bisschen unfair, möchte man sagen, denn ist das Essenz-Konto bereits beim Antritt der Lebensreise wenig kreditwürdig, dann ist man genötigt, sehr sorgfältig damit umzugehen und ständig dazuzuverdienen. Man muss auf sich achten, in allen Belangen. Man hat wenig Spielraum, wenig Puffer, wenig Kapazitäten. Während sich die einen die Nächte um die Ohren schlagen und untertags Bestleistungen abrufen, sitzen die anderen mit Misosuppe und Wärmeflasche zu Hause. Und wirken trotzdem kränklicher und schwächer. Die TCM ist daher fast schon manisch pingelig, wenn es um den Zeugungsakt geht. Denn junge Eltern in der Blüte ihrer Kraft – im Idealfall noch mit einem gesunden Lebensstil – können natürlich wesentlich mehr Essenz weitergeben, als wenn man sich mit 50 im leichten Alkoholrausch und von der Arbeit halb ausgebrannt entschließt, doch noch mal ein Kind in die Welt zu setzen.

Aber es ist wie es ist und wie auch immer es ist, macht es Sinn, die Essenz bestmöglich zu behüten. Durch einen gesunden Lebensstil, durch eine gesunde geistige Einstellung, durch Zufriedenheit und Gelassenheit, durch das Vermeiden von Exzess und Extremen, durch ausreichend Ruhe und Regeneration. Nachdem die Essenz per Zeugungsakt weitergegeben wird, stehen auch die Sexualität und die Fortpflanzungsorgane direkt mit den Nieren in Verbindung. Die Essenz sorgt hierbei für die Kraft im Unterleib, und eine Schwäche des Jing kann sich auf viele unterschiedliche Arten manifestieren, von Unfruchtbarkeit über Inkontinenz bis zu Trockenheitssymptomen der Genitalien oder einem allgemeinen Schwächezustand des Körpers. Die Essenz ist die Substanz, aus der unser Körper die Grundenergien Yin und Yang extrahiert. Fehlt es an Yin, dann besteht die Tendenz zu Hitze und Trockenheit. Fehlt es an Yang, dann dominieren Kälte und Feuchtigkeit. Die Symptome können uns helfen, den passenden Ansatz zu finden, welcher Aspekt der Essenz ergänzt werden soll.

Symptome, die aus Sicht der TCM auf eine (mögliche) Funktionsbeeinträchtigung hinweisen: heller, klarer und geruchloser Urin, Eiweiß im Urin, Inkontinenz, Nachtröpfeln nach dem Urinieren, nächtliches Urinieren, schwach ausgeprägte Libido, Unfruchtbarkeit, Impotenz, nächtliche Samenergüsse, frühzeitiger Samenerguss, trockene Scheide, Juckreiz der Scheide, Trockenheitssymptome (Mund, Schleimhäute ...), Kältegefühl der Extremitäten und am Körper, Ödeme (vor allem Knöchel)

Die Niere produziert das Mark, füllt das Gehirn und die Knochen

Wieder geht es um die Essenz und die Idee der Nieren als Winterorgan. Der Winter ist die Jahreszeit des Rückzugs. Er steht in Opposition zur fröhlichen Leichtigkeit des Sommers, in dem Licht und Wärme dominieren. Das Leben kann sich zeigen und ausbreiten. Dunkelheit und Kälte führen hingegen dazu, dass wir uns wie die Tiere oder die Pflanzen verkriechen und verstecken, um uns vor den äußeren Widrigkeiten zu schützen. Mit Mütze, Schal und dicker Jacke. Oder in den eigenen vier Wänden. Im System der Fünf Elemente wird der Winter dem Wasser-Element zugeordnet, und es ist ein Charakteristikum des Wassers, sich immer am tiefstmöglichen Punkt zu sammeln.

Fazit: Die Niere ist das Organ mit Rückzugstendenz und Tiefenwirkung. Dementsprechend werden vor allem das Gehirn, das Mark und die Knochen mit der Essenz in Verbindung gebracht. Überhaupt: Die Knochen repräsentieren unsere innerste Struktur, unseren innersten Halt, unsere innerste Stabilität. Berührt uns etwas tief, dann „geht es bis in die Knochen“ oder man ist „bis ins Mark erschüttert“. Ist man wirklich müde, dann ist man „knochenmüde“. Erschreckt uns etwas sehr, dann geht es „durch Mark und Bein“. Und sind wir schwer ausgelaugt, dann bestehen wir nur mehr aus „Haut und Knochen“.

Der Zustand unserer Knochen ist auch ein deutlicher Indikator dafür, wie es um unsere Essenz bestellt ist. Schwindet diese, dann kann es zu einer Instabilität im Inneren kommen: Die Knochen werden schwach und brüchig. Der Fachbegriff: Osteoporose. Im Endeffekt werden aber alle Bereiche unseres Körpers, die im fortgeschrittenen Alter deutlich an Kraft und Funktionalität einbüßen, mit der Essenz in Verbindung gebracht: das Gehirn, das Nervensystem, die Wirbelsäule, die Knie, die Zähne ... Und bei niemandem währt die Essenz ewig. Das ist die Natur des Seins, irgendwann ist auch das größte Reservoir ausgeschöpft. Bei den einen später, bei den anderen früher. Und bei manchen viel zu früh, und dann ist es höchste Zeit, auf die Nieren zu hören: Denn dann stimmt etwas nicht und man sollte sich die Frage stellen, was denn derart an der Essenz knabbert, dass man wesentlich zeitiger als gedacht von einem starken Verfallsprozess heimgesucht wird. Klar, ein Lifestyle à la Sex, Drugs & Rock'n'Roll verbrennt die Essenz wie ein Formel-1-Motor Benzin. Das kann man sich nur leisten, wenn man in der Liga der Rolling Stones spielt und sich zwischen jedem Album oder jeder Tour ein bis zwei Jahre Erholung auf einer Privatinsel gönnt. Aber mit den Belastungen eines regulären Alltags im Nacken zahlt man für eine substanzraubende Lebensführung seinen Preis. Um den Essenz-Kreditrahmen nicht komplett zu überziehen, sollte man „die Knochen schonen".

Aber nicht immer sind es Exzess und Unvernunft, die der Essenz zusetzen. Sehr viel häufiger leidet sie unter Stress, denn Stress schraubt das Standgas unseres Systems nach oben und je höher das Standgas, desto mehr Sprit, also Essenz, wird verbraucht. Und zwar ständig und ohne dass damit ein Vorwärtskommen verbunden sein muss: wie ein Auto im Stau. Was dann den Stresslevel gleich noch einmal steigert ...

Auslöser für Stress gibt es viele, vom schweren Trauma über schwere Krankheiten bis hin zu großen beruflichen Belastungen. Aber es müssen nicht immer die großen Dramen des Lebens sein. Ein Liebeskummer reicht aus. Ein nagender Zweifel. Eine unsichere Weltsituation. Zuwenig Likes auf Instagram. Im Endeffekt: Alles, was tiefgeht, tief „bis in die Knochen". Alles, was zu einer deutlichen Verunsicherung der Persönlichkeit führt, was den inneren Halt derart zu destabilisieren vermag, dass er mit der Zeit zu bröckeln beginnt. Wie die Knochen. In diesen sitzt übrigens auch unser Mut. Das Thema der Nieren hat mit Sicherheit, Vertrauen und Trauen zu tun und „Mumm hat man in den Knochen". Bevor man also auseinander- oder zusammenbricht und sich als „müder Knochen" erweist, sollte man sich seiner Qualitäten als „harter Knochen" besinnen, sich seinen Ängsten stellen und mit Willenskraft und Durchhaltevermögen einen neuen Lebenskurs einschlagen. Das wäre die Botschaft der Nieren zu diesem Thema.

Symptome, die aus Sicht der TCM auf eine (mögliche) Funktionsbeeinträchtigung hinweisen: Osteoporose, Arthrose (vor allem Knie und Hüfte), Langzeit-Gedächtnisschwäche, frühzeitiges Altern, Zahnprobleme (Substanz), frühzeitiger Zahnverlust, physische Kraftlosigkeit, Immunschwäche, Kraftlosigkeit der Knie und Lendenwirbelsäule, Schwäche oder Schmerzen im Bereich der Lendenwirbelsäule

Die Niere öffnet sich in den Ohren und manifestiert sich im Kopfhaar

Und nochmals geht es um die Auswirkungen der Essenz: Denn gerade Ohren und Kopfhaar sind empfindlich, wenn es zu einem Schwund von Jing kommt. Im hohen Alter, da wird das Haar schneeweiß.

Wir erinnern uns: Die Nieren sind ein Winterorgan, und gelangen wir in den Winter unseres Lebens, dann sind die meisten Blätter bereits vom Baum gefallen, der Rest wird mit Schnee bedeckt. So schaut's am Kopf aus. Die Kälte dieser Jahreszeit führt wiederum zu einer Verlangsamung der Lebensprozesse, zu einer erhöhten Versteifung der Gelenke, als wären diese eingefroren. In Summe sind wir im hohen Alter ein Winter auf zwei Beinen. Dazu gehört auch, dass das Leben wesentlich ruhiger wird, womit wir beim Thema Hören sind. Auch diese Sinnesfunktion leidet, wenn der Zahn der Zeit so lange an uns genagt hat, dass wir zu bröckeln beginnen. Wiederum gilt: Altern ist ein natürlicher Prozess, der fortlaufende Schwund der Essenz normal.

Aber mit den Haaren und den Ohren kann es schon wesentlich früher bergab gehen. Tinnitus in jungen Jahren. Kommt oft vor. Warum? „Stößt" die Botschaft der Nieren ständig „auf taube Ohren", dann gilt: „Wer nicht hören will, muss fühlen". Bis einem „Hören und Sehen vergehen". Das sollte man „sich hinter die Ohren schreiben"! Moment. Was genau eigentlich? Dass wir uns nicht derart überlasten sollten, dass es „uns aus den Ohren pfeift". Denn einmal mehr übernimmt hier der Stress seine gewohnte Rolle als Staatsfeind #1. Das kann sein, weil man noch „etwas grün hinter den Ohren ist". Tendenz leichtgläubig. Wenig ausgeprägtes Selbstvertrauen. Derart lässt man sich natürlich leicht über den Tisch ziehen und einspannen. Man reibt sich bereitwillig auf, um Ansehen und Anerkennung zu gewinnen, und geht dabei oft weit über die eigenen Grenzen hinaus. Man hat viel „zu viel um die Ohren", man „steckt über beide Ohren in etwas drinnen". Das kostet Essenz. Diese kann das Ohr dann nicht mehr füllen, sagt die TCM. Dann schrillen die Alarmglocken. Oder das Gehör stürzt komplett ab.

Dabei wären genau die Ohren das Sinnesorgan, das uns helfen sollte, mehr mit unserem Wesenskern in Verbindung zu treten. Unsere innere Stimme weiß im Regelfall Bescheid. Wir müssen nur ein „offenes Ohr" für sie haben. Unsere innere Stimme entspringt den Nieren und steht eng in Kontakt mit dem, was wir wirklich wollen, was wirklich zu uns passt. Hören wir jedoch zu sehr auf die Vernunft oder auf die Stimmen von außen, dann kann es sein, dass wir etwas tun oder glauben, etwas tun zu müssen, das eigentlich gar nicht zu uns passt, das wir nicht wirklich wollen. Klar. So ist das Leben nun mal und für eine kurze Zeit oder bestimmte Lebensphasen ist es Teil des großen Spiels, die „Ohren steif zu halten". Ignorieren wir jedoch längerfristig die Zurufe und Warnungen unserer inneren Stimme, dann erzeugt die damit einhergehende Dissonanz zwischen Handeln und Fühlen einen teils enormen Spannungszustand, sprich Stress. Wir wissen Bescheid: Dieser knabbert an der Essenz. Das ist „zum Haareraufen". Eigentlich sollte man sich deswegen „keine grauen Haare wachsen lassen"; man tut es aber trotzdem.

Und wird sogar „Haare lassen müssen". Die Haare galten und gelten in vielen Kulturen als Symbol der Kraft. Weil sich eben in ihnen der Zustand unserer Essenz spiegelt. Verliert diese an Vitalität, zeigen das die Haare sofort an. Es gibt Zustände, die zu einem kurzfristigen Absacken der Essenz führen können: ein großer Schock zum Beispiel, bei dem sich uns die „Haare sträuben", wir uns „in die Hose machen" und die „Knie weich werden". Als Folgewirkung können die Haare über Nacht ergrauen. Das kommt tatsächlich vor und zeigt, wie eng Essenz und Haare verwoben sind. Oft braucht es nach solch intensiven Belastungszuständen einen Winter, das heißt eine lange Phase der Ruhe und der Erholung mit viel Schlaf und Innenschau, um sich zu sammeln, um zu regenerieren. Es geht darum, sich wieder mit sich selbst zu verbinden, herauszufinden, wo man im Leben steht und wohin man wirklich will. Um dann mit dem nächsten Frühling neu durchzustarten.

Symptome, die aus Sicht der TCM auf eine (mögliche) Funktionsbeeinträchtigung hinweisen: Haarverlust, vorzeitiges Ergrauen der Haare, Augenbrauenausfall, Wimpernausfall, Tinnitus, Gehörsturz, Schwerhörigkeit, Taubheit

Die Niere beherbergt den Elementargeist Zhi

Der Winter ist ein harter Knochen. Keine Jahreszeit ringt uns mehr Willenskraft ab. Die Witterungsbedingungen sind herausfordernd. Es ist kalt. Es ist dunkel. Kein Tier würde auf die Idee kommen, sich unnötig zu bewegen oder seinen Zufluchtsort zu verlassen. Wer jetzt raus will, muss das wirklich wollen, und die Kernfunktion des Zhi ist es, uns mit der dafür notwendigen Willenskraft zu versorgen. Wobei der Winter in der TCM hier als Synonym für alle Lebenssituationen steht, die einen existenziellen Charakter haben. Das kann eine Jahreszeit sein. Das kann im Rahmen des Klimawandels sogar der eigentlich zum Feuer-Element zählende Sommer sein, wenn er mit Dürre und Hitze für lebensbedrohliche Zustände sorgt. Das können andersgeartete Krisen sein, ob finanzieller, partnerschaftlicher oder gesundheitlicher Natur. Oder Krieg. Sprich: Es geht um viel, wenn nicht um alles.

Die Willenskraft des Zhi hat das Potenzial, Berge zu versetzen. Und genau diese Kraft brauchen wir nicht nur, um äußere oder innere Krisen und Herausforderungen zu meistern, sondern auch um der Botschaft der Nieren gerecht zu werden. Die größte persönliche Herausforderung liegt in folgenden Fragen verborgen: Wer bin ich? Wo liegt mein Potenzial? Was will ich? Was will ich in diese Welt einbringen?

Das sind keine oberflächlichen Fragen. Das sind die existenziellsten Fragen, denen wir uns stellen können, weil sie alles hinterfragen und wir für ehrliche Antworten genau jene Qualitäten brauchen, mit denen uns die Nieren versorgen: Mut, Vertrauen, Beharrlichkeit, Ausdauer, Selbstsicherheit und Selbstbewusstsein.

Die Kraft des Zhi ist die eines Regentropfens, der in den Ozean eintauchen will. Das geht natürlich leicht, wenn es direkt über dem Meer regnet. Aber der Zhi kann den Tropfen auch vom Gipfel eines Berges im Landesinneren zu seinem Ziel führen. Er kann warten, sollte er als Schnee eine Zeitlang festsitzen. Er kann die kleinste Chance nützen, um sich in Richtung Tal zu stürzen. Er kann sich durch Felsen beißen, falls dies notwendig ist. Er kann große und größte Hindernisse umschiffen. Er hat nicht einmal Angst davor, in einer großen und trockenen Ebene zu versickern oder zu verdunsten, weil sein Ziel für ihn so klar ist, dass er ihm einfach folgen muss, mit dem Wissen um alle Risiken, die damit einhergehen.

Die Willenskraft des Zhi ist anders geartet als der Wille, den wir uns einbilden, der seine Orientierung und seine Bestätigung im Außen sucht. Der nach außen gerichtete Wille hat oft den Charakter eines Antreibers, eines Pushers. Er steht hinter uns, mit der Peitsche in der Hand, und ist getrieben von der Angst zu versagen.

Der Zhi sucht im Leben jedoch nach etwas, das man am besten mit Bestimmung umschreiben kann. Steht der Wille mit dieser in Verbindung, dann ergibt das eine Kraft, die sich in uns entfalten will, die sich entfalten muss. Es handelt sich um unsere Superkraft, unseren Beitrag zum großen Ganzen. Um unsere innerste und tiefste Zugkraft. Diese schubst nicht, sondern ist wie ein Sog, dem wir uns nur hinzugeben brauchen. Und warum tun wir das dann nicht einfach?

Der Faktor mit der größten Bremswirkung ist Angst. Angst lähmt. Der mutige Mensch stirbt nur einmal. Der ängstliche jedoch täglich. Er ist wie ein Regentropfen, der sich seine Reise nicht einmal anzutreten traut. Angst lässt uns erstarren. Angst engt ein. Wir sehen dann nicht einmal mehr die Chancen, die sich direkt vor unsere „kalten Füße" legen. Wir „treten auf der Stelle". Angst versteinert. Auch die Nieren. Mit ihren Steinen sendet sie uns einen Gruß aus den Tiefen unseres Körpers und möchte uns daran erinnern, den Mut aufzubringen, keine Angst vor dem „kalten Wasser" zu haben, sondern einfach wieder mehr in den Fluss des Lebens zu springen.

Symptome, die aus Sicht der TCM auf eine (mögliche) Funktionsbeeinträchtigung hinweisen: Antriebslosigkeit, schwacher Wille, Unsicherheit, Ängstlichkeit, Panikattacken, Nierensteine

Die Niere in Deinem Freundschaftsbuch

Meine Lieblingsfarbe: Schwarz

Meine Lieblingsjahreszeit: Winter

Meine Lieblingshimmelsrichtung: Norden

Meine Lieblingstageszeit: zwischen 17:00 und 19:00

Wenn ich ein Tier wäre: Hahn

Das stört mich: wenn es zu kalt ist

Dabei blühe ich auf: Stille, Innenschau, Schlafen

Das esse ich gerne: Fisch, Hülsenfrüchte, hochwertige Pflanzenöle, Brombeeren, Himbeeren, Nüsse, Weintrauben …

Das sollte ich vermeiden: zu viel Salz, zu viel Eiweiß, Würste, Schmelzkäse, Zucker, Zuckerersatzstoffe wie in Softdrinks …

Ich schätze: Sanftheit, Weisheit, Willenskraft

Ich tue mir schwer mit: Angst, Minderwertigkeitsgefühlen, Pessimismus

Das kann ich besonders gut: durch Stetigkeit den Stein höhlen

Was mir an mir gefällt: meine Haare, meine Zähne

Wen ich gerne mag: die Blase

In einer Beziehung brauche ich: Vertrauen und Zeit für mich

Das wollte ich Dir schon immer gerne sagen: Sei einfach und sei einfach.

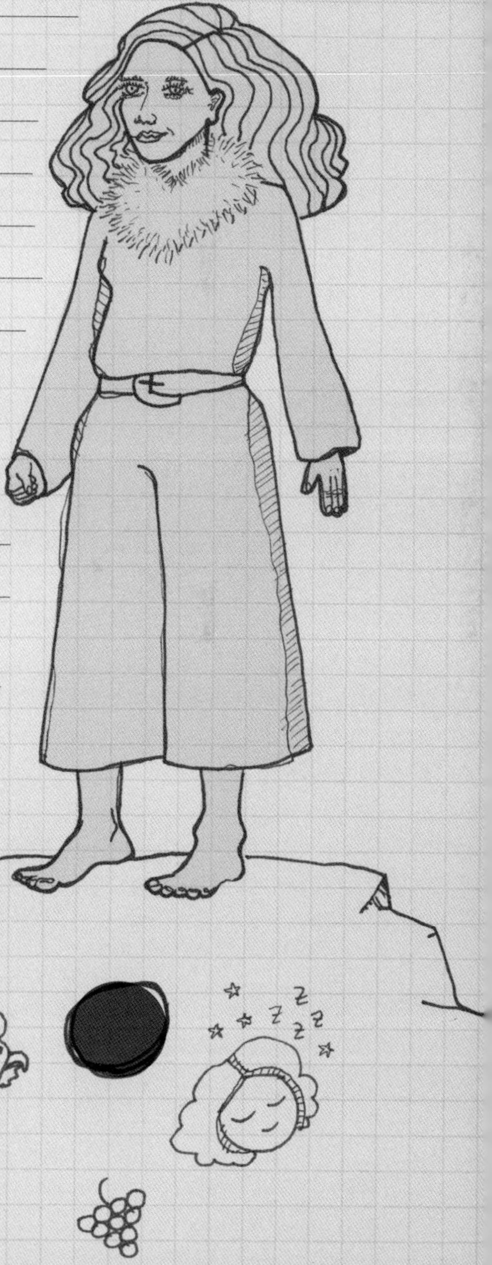

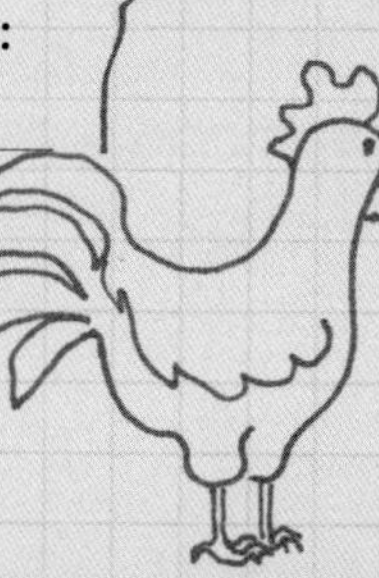

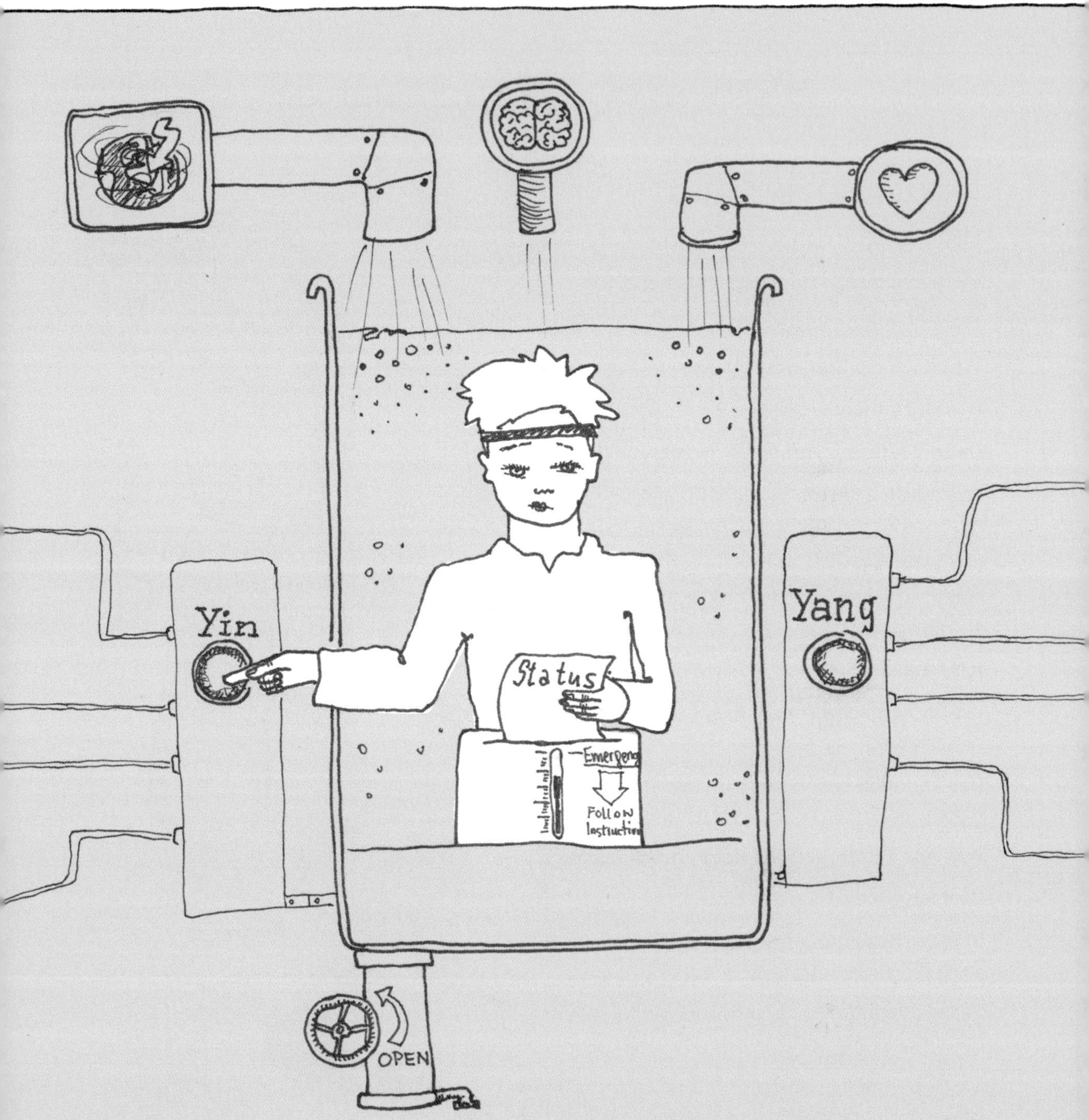
Yin
Yang
Status
Follow
OPEN

Die Blase

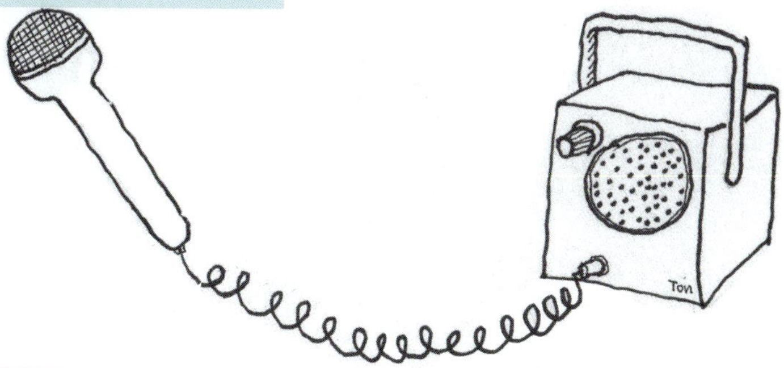

Guten Abend, liebe Blase, wie war Dein Tag?
Ein bisschen stressig. Lass mich bitte noch kurz austreten, dann können wir mit dem Interview anfangen.
Bist Du etwa nervös?
Ja. Schon. Ich bin etwas angespannt.
Ist das immer so?
Eigentlich nicht. Denn meine Aufgabe wäre es ja, für eine gesunde Balance zwischen Anspannung und Entspannung zu sorgen. Aber da kämpfe ich gegen Windmühlen. Hoffnungslos ist das mittlerweile geworden.
Warum?
Normalerweise arbeite ich eng mit der Niere zusammen. Die hilft Dir herauszufinden, wer Du bist und was Du willst. Aber dieses Wissen allein ist zu wenig. Du musst schon auch aktiv werden und Deinen Willen umsetzen, um Deine Ziele zu erreichen. Das ist mein Beitrag.
Das ist Deine Aufgabe? Als Blase?
Ich weiß, das ist aus westlicher Perspektive schwer nachzuvollziehen. Aber die chinesische Medizin bringt mich direkt mit dem Kampf- und Fluchtmechanismus in Verbindung, dem sympathischen Nervensystem. Das soll Dich aktivieren und anregen, Deine Leistungsbereitschaft erhöhen. Falls es eben zu einem Kampf oder einer Flucht kommt.
Ist es bei mir schon lange nicht mehr …
Im Alltag geht es ja nicht mehr um Leben und Tod. Aber irgendwie seid ihr schon zu einer Gesellschaft geworden, die ständige Leistungsbereitschaft zelebriert und sich keine Pausen mehr gönnt. Die Leistungsgesellschaft, die ständig um etwas kämpft und ständig vor etwas flüchtet. Nicht vor realen Bedrohungen. Aber die Angst sitzt im Kopf. Die Angst, etwas zu versäumen. Nicht ganz vorne dabei zu sein. Und dann die ganzen Krisen, von denen es immer mehr gibt. Auch diese führen zu einer Überaktivierung Deines Nervensystems, weil entspannend ist das ja nicht gerade, wenn man so einen Blick auf die Welt wirft, oder?

Sprichst Du von Stress?
Klar spreche ich von Stress. Von mentaler Be- und Überlastung. Von Multitasking. Von Ineffizienz. Von Perfektionsstreben. Von Ruhelosigkeit. Von Nicht-abschalten-Können. Von Sorgen über die Zukunft. Von Druck in der Arbeit, in der Beziehung, mit den Finanzen. Von sozialem Druck. Von Reizbarkeit und Aggression. Euer Leben ist ganz schön komplex geworden. Leider, muss ich anmerken.

Was hat das alles mit Dir zu tun?
Eigentlich sollte ich Dir helfen, für das aktiv zu werden, was Du willst. Du hast ein Ziel, wirfst Dich ins Zeug, erreichst dieses, fertig. Anschließend folgt die große Entspannung. Anspannung. Entspannung. Ein schönes Gleichgewicht. Wie Yin und Yang. Das war einmal. Jetzt habe ich alle Hände voll damit zu tun, dass Du im Strudel des Lebens nicht untergehst. Sogar in der Nacht geht dieser Prozess weiter.

Im Schlaf?
Ja, weil nicht einmal da mehr echte Entspannung möglich ist. Ihr baut permanent Stress auf, aber nicht mehr ab. Wie wollt ihr so ordentlich schlafen? Der Motor läuft und läuft. Rund um die Uhr. Mir tut das gar nicht gut. Ich werde dadurch müde und schlaff. Ihr nennt das Reizblase. Und es ist auch kein Wunder, dass ich gereizt bin. Manchmal laufe ich so heiß, dass ich mich entzünde. Stress und Blasenentzündung, klingelt es endlich? Oder Du bist vor einer Prüfung oder einem Date Dauergast auf der Toilette. Eine nervöse Blase. Weil mich das einfach schwächt, diese omnipräsente Verausgabungsbereitschaft. Apropos ... Bitte eine kurze Pause, ich muss schon wieder ...

... Wo sind wir stehen geblieben? Bei der Blasenschwäche?
Ja. Ich bin auch ein Gradmesser dafür, wie gut Du mit Druck umgehen kannst. Wie stressresistent Du bist. Ob Du Dir vor großen Herausforderungen gleich einmal in die Hose machst oder ob Du genügend Kampfgeist hast, Dich diesen zu stellen. Kämpfen oder Flüchten, mein Job, das zieht sich durch.

Gut, das habe ich verstanden, aber wie das Deine Aufgabe sein kann, erschließt sich mir immer noch nicht ganz ...
Sagen wir so: Du kannst mich auch als Gradmesser dafür sehen, wie Du mit dem ganzen Thema umgehst. Ob Du in Ruhephasen wirklich abschalten kannst. Ob Du fähig bist, für etwas aktiv zu werden. Meine Botschaft ist auf jeden Fall klar: Wenn es wirklich um etwas geht, dann volle Kraft voraus. Und wenn nicht, dann bitte auf die Bremse und Ruhe geben. So. Und jetzt Schluss. Ich muss schon wieder ...

Die Lebensaufgabe der Blase

Die Blase ist für die Nieren ein wichtiger Partner im Bereich der Winterorgane. Die Niere mag es ruhig, um sich zu sammeln, um tiefen Kontakt mit sich selbst aufzubauen. Die Blase ist aktiv und macht mobil, wenn es darum geht, sich Herausforderungen von außen zu stellen. Die Niere stellt den Willen. Die Blase geht hier einen Schritt weiter, sie geht bis zum Kampf. Sie bündelt unsere Energiereserven, um diese zielgerichtet und mit dem nötigen Punch einzusetzen. Sie macht uns stressresistent und bereit, etwaige Stromschnellen zu durchtauchen, sollte der Fluss des Lebens einmal einen turbulenten Verlauf nehmen.

Dabei agiert sie für unser System als eine Art Überlaufbecken. Sie besitzt die Fähigkeit, zu hohe Belastungen oder Gefühlsintensitäten zu puffern, denn Druck schön und gut, aber irgendwie müssen wir diesen auch wieder loswerden, sprich Dampf ablassen. Daran erinnert uns die Blase, wenn sie mit genauso vermehrten wie dringenden Auszeiten auf sich aufmerksam macht. Zeit zum Austreten. Man kann nicht immer nur um etwas kämpfen oder vor etwas flüchten. Man kann nicht immer nur unter Strom stehen. Diesen bewusst abzuschalten, wenn er nicht benötigt wird, fällt in den Aufgabenbereich der Blase. Sie entgiftet das System durch Regeneration. Sie ist der entscheidende Schalter von Yang zu Yin.

Was wir von der TCM über die Blase lernen können

Die Blase kontrolliert das Ausscheiden von Körperflüssigkeiten

Die Blase kann als das Ventil der Seele gesehen werden. Denn sie reagiert nicht nur auf ihren Füllstand. Sie meldet sich auch, wenn übermäßiger Stress auf das System einwirkt und die Ursachen für diesen Stress sind oft Ängste, zu große Herausforderungen oder Krisen wie auch immer gearteter Natur. Die physiologische Aufgabe der Nieren ist es, das Blut zu filtern und von Stoffwechselprodukten oder für den Körper schädliche Substanzen zu reinigen. Diese werden zusammen mit Wasser an die Blase weitergeleitet und anschließend ausgeschieden. Das Blut gilt in der TCM als Trägersubstanz der Seele und der Psyche. Zu hohe Gefühlsintensitäten oder eine Überforderung mit mentalen Prozessen können dazu führen, dass sich der nicht mehr zu verarbeitende Überfluss an Emotionen oder Gedanken im Blut sammelt. Auch dieser wird von den Nieren herausgefiltert und von der Blase ausgeschieden. Das kann zu einer nervösen oder einer Reizblase führen. Zu einem ständigen Harndrang, obwohl nicht wirklich viel Harn ausgeschieden wird. Es geht ja auch gar nicht darum, diesen loszuwerden: Die Blase als Ventil der Seele muss sich Luft machen.

Immer und immer wieder, damit sie das System innerlich vor einer Überschwemmung mit unangenehmen, teils sogar bedrohlichen Eindrücken schützt. Diese Eindrücke können uns das „Blut in den Adern gefrieren lassen“. Oder unser „Blut zum Kochen bringen“. Die TCM spricht von Kälte- und Hitze-Symptomen. Die Niere filtert diese toxischen Energien heraus und sendet sie an die Blase. Beide Varianten können zu einer Entzündung der Blase oder zu Entzündungen im Urogenital-Trakt führen. Die Hitze-Symptome reagieren gut auf Antibiotika. Die Kälte-Symptome nicht. Das ist natürlich eine sehr bildhafte Darstellung von komplexen Prozessen, die streng wissenschaftlich ausgerichtete Augenbrauen zu einem nervösen Tanz veranlassen werden. Es sind jedoch Prozesse, die sehr viele Menschen betreffen und sich im Alltag allzu häufig beobachten lassen. Westlich betrachtet hat das mit dem vegetativen Nervensystem zu tun, das wiederum sensibel auf ein Übermaß auf Stress reagiert und von einem überaktiven Kampf- und Fluchtmechanismus zum Kippen gebracht wird. Darauf reagiert die Blase. Darauf reagiert das Immunsystem.

Aber was will uns die Blase eigentlich sagen? Zum einen ist sie ein Gradmesser dafür, wie gut wir mit Stress umgehen können: Ob wir gute Kämpfer:innen sind oder nicht. Wie hoch oder gering unsere Stresstoleranz ist. „Machen wir uns schnell einmal in die Hose?“ Oder nicht? Können wir einem „Druck standhalten“? Oder nicht? Das alles ist eine Frage unserer individuellen Natur und unseres Werdungsprozesses. Die Blase kann uns hierbei helfen, unsere Grenzen zu erkennen und zu bewahren. Sie lässt uns „zum Rückzug“ antreten, wenn es uns zu viel wird. Wir verschwinden an einen „stillen Ort“, um dem Trubel von Herausforderungen zu entgehen. Zum anderen kann uns die Blase lehren, uns direkter mit zu hohen Erwartungen, mit Konflikten, Druck, Schuldgefühlen, Machtlosigkeit oder Herzschmerzen auseinanderzusetzen. Sie will uns sagen, dass wir uns nicht „zurückhalten müssen“. Wir dürfen weinen, wenn wir traurig sind. Wir dürfen wütend werden, wenn uns etwas ärgert. Wir dürfen verzweifeln, wenn uns etwas überfordert. Tun wir das nicht, unterdrücken wir mehrheitlich uns stark bewegende Gefühle, dann müssen diese wieder aus dem Blut gefiltert werden und die Blase leiert sich ob dieser Sonderbelastung sukzessive aus, bis sie vielleicht gar nichts mehr halten kann. Die Folge: körperliche, emotionale und geistige Inkontinenz. Alles zerrinnt.

Dabei wäre es gar nicht so schwer: Gib Dich dem Fluss Deines Seelenwassers hin. Lass es laufen, lass Dich gehen. Sagt die Blase. Tränen, die aus den Augen kommen, müssen nicht aus der unteren Körperregion herauströpfeln. Brüllst Du Deine Trübsal aus Dir heraus, dann muss die Blase nichts Trübes von sich geben. Hab keine Angst vor dem kontrollierten Kontrollverlust. Nur so wirst Du dafür sorgen, dass Dich Dein innerer Druck nicht überflutet und die Blase ständig als Ablassventil herhalten muss.

Symptome, die aus Sicht der TCM auf eine (mögliche) Funktionsbeeinträchtigung hinweisen: vermehrter Harndrang, ständiges Nachtröpfeln, Inkontinenz, Harnverhalt, Blasenentzündung, gelber und trüber Urin, Schmerzen beim Wasserlassen, Harnsteine, Prostatitis, Nierenbeckenentzündung

Die Blase beherrscht die Wirbelsäule und das Zentralnervensystem

Die Blase ist ein Gradmesser für unsere Fähigkeit, Druck „standzuhalten". Als Partnerorgan der Niere arbeitet sie eng mit dieser zusammen. Die Niere steht für das, was wir wirklich wollen, für das Einbringen unseres Potenzials, unserer Talente und unserer Bestimmung in das Leben. Das ist natürlich nicht leicht. Das ist ein Weg mit vielen Hürden und Hindernissen. Um diesen gehen zu können, braucht es auf jeden Fall ein „starkes Rückgrat". Oder einen „Rückhalt". Oder „Rückendeckung". Oder Personen, die „hinter einem stehen" und „Rückendeckung geben". Es braucht auf jeden Fall das Gefühl von Sicherheit und Selbstvertrauen, und wie es um dieses bestellt ist, kann sich in der Wirbelsäule zeigen, die wiederum eng mit der Blase beziehungsweise mit dem Blasenmeridian in Verbindung steht? Warum?

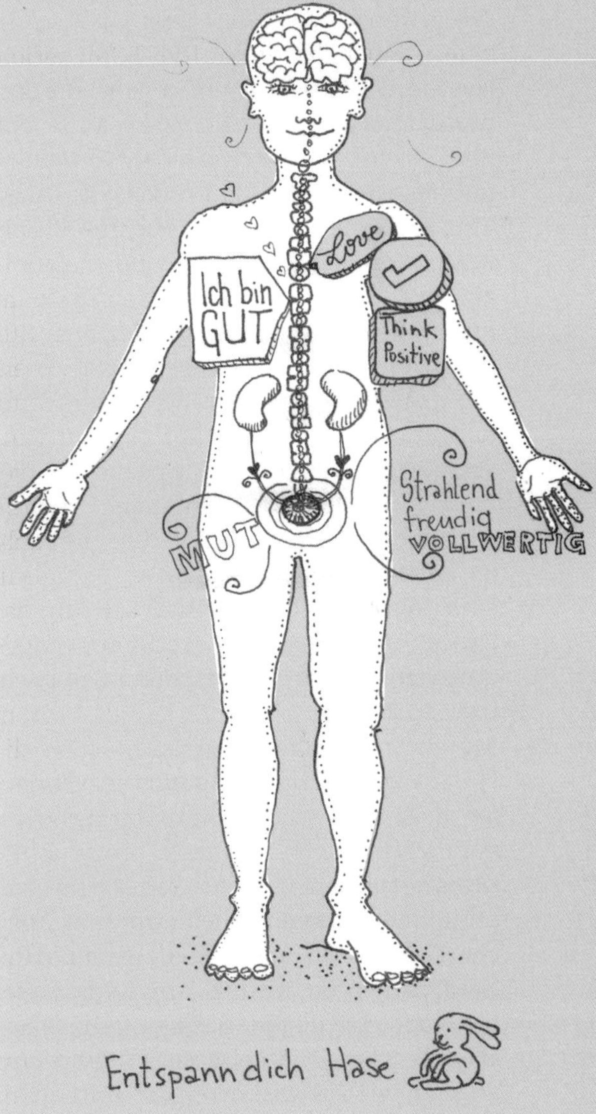

Unsere Wirbelsäule ist – zusammen mit dem Schädel – der Sitz unseres Zentralnervensystems. Das vegetative Nervensystem ist ein Teil davon und die Basis von Yin und Yang im Körper. Yang drückt sich über das sympathische Nervensystem aus: Es aktiviert. Es breitet uns auf körperliche und geistige Leistungen vor. Yin geht mit dem parasympathischen Nervensystem einher: Es sorgt für Entspannung, Verdauung und Regeneration. Wie immer geht es bei Yin und Yang um ein fruchtbares Gleichgewicht. Ist dieses nicht vorhanden, spricht die Medizin von einer vegetativen Dystonie. Eine Daueraktivierung des vegetativen Nervensystems kann zu innerer Unruhe, Herzrasen, Atembeschwerden, Schwitzen, Stimmungsschwankungen, Reizbarkeit oder Schlafstörungen führen. Sprich: zu den klassischen Stress-Symptomen. Womit wir wieder beim Anfang wären: Die Blase ist ein Gradmesser für unsere Fähigkeit, Druck „standzuhalten". Und wie wir mit Druck und großen Herausforderungen umgehen, hat viel mit unserem Selbstvertrauen zu tun.

Ein geringes Selbstvertrauen bedeutet meist eine erhöhte Aktivität des sympathischen Nervensystems, denn ohne Selbstvertrauen keine Selbstsicherheit und ohne Selbstsicherheit zupft die Unsicherheit gerne vorschnell an genau jenen Nervensträngen, die uns zum Kampf oder zur Flucht animieren. Das merkt die Blase. Das merkt die Wirbelsäule. Weil sie uns anzeigt, wie viel wir „ertragen" können.

Sie federt nicht nur die Last des Körpers ab, sondern auch die Last der Seele, und wird die Last zu groß, dann kann es uns „das Kreuz brechen". Es fällt uns dann schwer, bei Widerstand oder Widrigkeiten unsere „Haltung zu bewahren". Es kann sogar sein, dass wir bei großem Stress „buckeln" müssen und somit unsere „Aufrichtigkeit" verlieren. Wir ziehen den „Schwanz ein" anstatt uns „aufrecht" den Herausforderungen zu stellen. Und die Blase muss den Stress-Cocktail wieder aus dem Körper entfernen, das hatten wir schon, sprich Blasenschwäche.

Die Wirbelsäule kann als Schnittstelle von Niere und Blase gesehen werden. Wissen wir, was wir wollen, sind wir mutig genug, dafür einzutreten, haben wir genügend Kampfgeist für die Umsetzung unserer tiefsten Wünsche, ohne uns dabei zu „verbiegen", dann resultiert dies in einer hohen Authentizität. Wir sind ein „geradliniger" Mensch, der nichts „hinter dem Rücken macht". Wir sind greifbar und angreifbar. Das ist ein schönes Ziel. Die Blase kann uns über den Botschafter Wirbelsäule daran erinnern.

Symptome, die aus Sicht der TCM auf eine (mögliche) Funktionsbeeinträchtigung hinweisen: Rückenschmerzen, Bandscheibenprobleme, Gleitwirbel, Hexenschuss, Ischialgien, Morbus Bechterew, Skoliose, Abnutzungserscheinungen der Wirbelsäule, vegetative Probleme

Die Blase in Deinem Freundschaftsbuch

Meine Lieblingsfarbe: Schwarz

Meine Lieblingsjahreszeit: Winter

Meine Lieblingshimmelsrichtung: Norden

Meine Lieblingstageszeit: zwischen 15:00 und 17:00

Wenn ich ein Tier wäre: Affe

Das stört mich: Unsicherheit und Stress

Dabei blühe ich auf: Urlaub

Das esse ich gerne: Fisch, Hülsenfrüchte, hochwertige Pflanzenöle, Brombeeren, Himbeeren, Nüsse, Weintrauben …

Das sollte ich vermeiden: Fruchtsaft, Softdrinks, Milchmixgetränke, Alkohol, scharfe Gewürze wie Chili, Currys, Pfeffer, Ingwer oder Wasabi, Zitrusfrüchte, Spargel …

Ich schätze: Furchtlosigkeit, maßvolle Herausforderungen

Ich tue mir schwer mit: Macht und Machtlosigkeit

Das kann ich besonders gut: kämpfen, wenn es darauf ankommt

Was mir an mir gefällt: mein Rücken

Wen ich gerne mag: die Niere

In einer Beziehung brauche ich: immer wieder Auszeiten

Das wollte ich Dir schon immer gerne sagen: Entspannen ist so wichtig wie Anspannen!

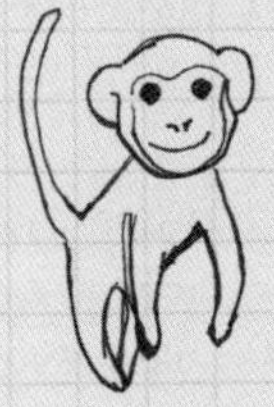
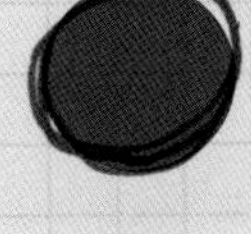
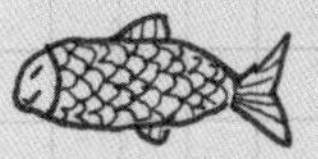
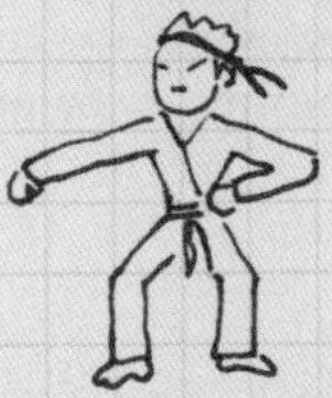

Index

Autor und Illustratorin

Mike Mandl

Lebt und arbeitet als Shiatsu- und TCM-Praktiker in Wien. Er ist Leiter der International Academy for Hara Shiatsu, Geschäftsführer der Online-Plattform Das Zentrum, Vater von drei Kindern und begeisterter Snowboarder.
www.mikemandl.eu
www.hara-shiatsu.com
www.das-zentrum.com

Bia Grabner

Lebt und arbeitet als selbstständige Grafikerin und Illustratorin in Wien. Sie ist Mutter von drei Kindern und verbringt ihre Zeit am liebsten im Wald und am Berg und mit Zeichnen.
www.bia.co.at

Lektorat

Helmuth Santler lebt und arbeitet als Buchautor, freier Journalist, Texter, Lektor und Übersetzer in Wien. Er ist Vater einer Tochter und spielt leidenschaftlich gerne Badminton.
www.textmaker.at

Weitere Publikationen von Mike Mandl im BACOPA VERLAG

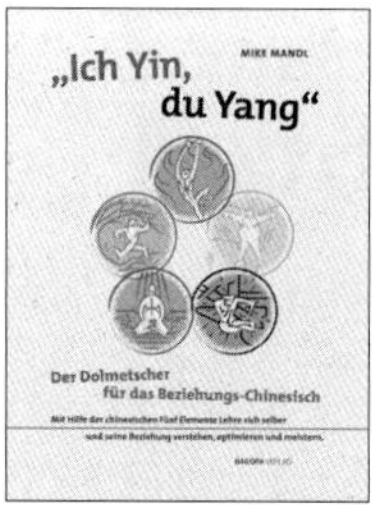

Mike Mandl

Ich Yin, du Yang –
Der Dolmetscher für das Beziehungschinesisch
10. Auflage, 288 Seiten, Abb., gebundene Ausgabe
ISBN: 9783901618888
€ 14,80

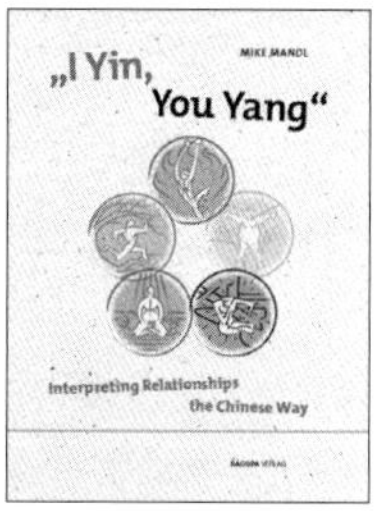

Mike Mandl

I Yin, You Yang:
Interpreting Relationships the Chinese Way
1. Auflage, 250 Seiten, Abb., gebundene Ausgabe, Softcover
ISBN: 9783903071377
€ 14,80

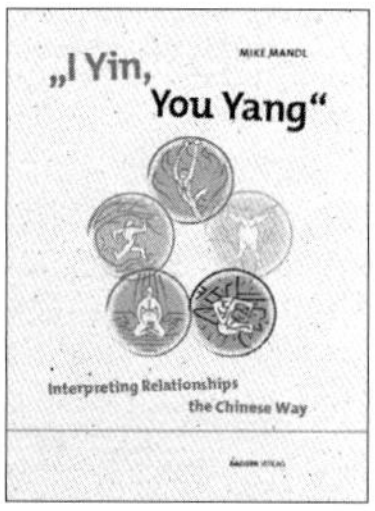

Mike Mandl

I Yin, You Yang:
Interpreting Relationships the Chinese Way ePUB
250 pages, ePUB
ISBN: 9783903071605
€ 12,99

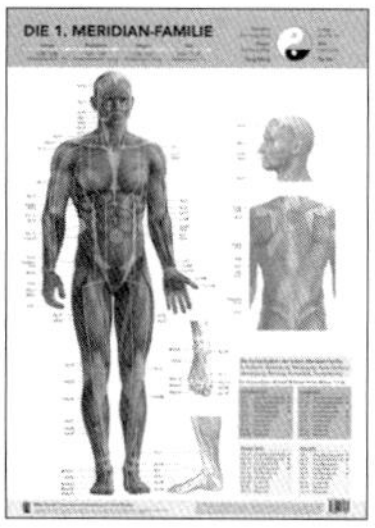

Mike Mandl

Die 1. Meridian-Familie von Mike Mandl.
Lunge, Dickdarm, Magen, Milz
A3 Lehr- und Lerntafel, vierfarbig
ISBN: 9783903071889
€ 12,00

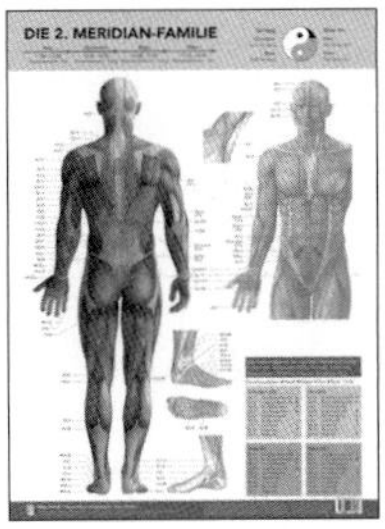

Mike Mandl

Die 2. Meridian-Familie von Mike Mandl.
Herz, Dünndarm, Blase, Niere
A3 Lehr- und Lerntafel, vierfarbig
ISBN: 9783903071896
€ 12,00

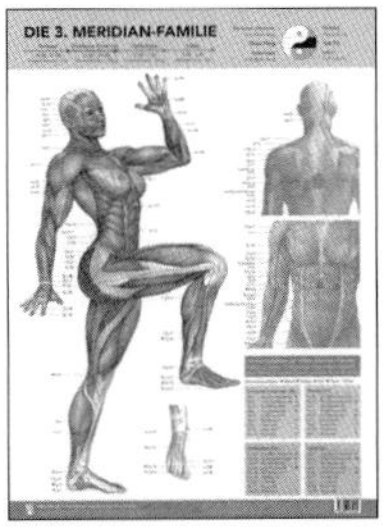

Mike Mandl

Die 3. Meridian-Familie von Mike Mandl.
Perikard, Dreifach-Erwärmer, Gallenblase, Leber
A3 Lehr- und Lerntafel, vierfarbig
ISBN: 9783903071902
€ 12,00

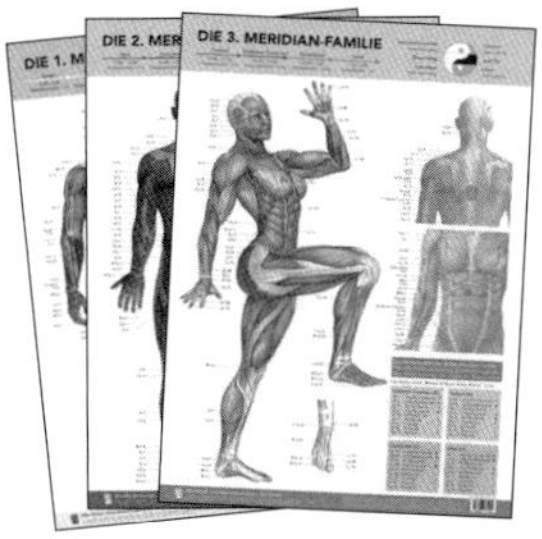

Mike Mandl

Die drei Meridian-Familien von Mike Mandl im Set
Drei A3 Lehr- und Lerntafeln, vierfarbig,
ISBN: 9783903071919
€ 29,00

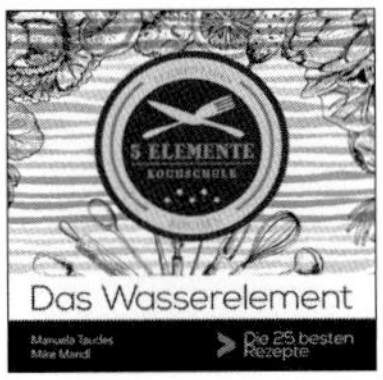

Mike Mandl / Manuela Taudes

Das Wasserelement. 5 Elemente Kochschule.
Die 25 besten Rezepte
76 Seiten, Fotos, brosch.
ISBN: 9783903071537
€ 6,90

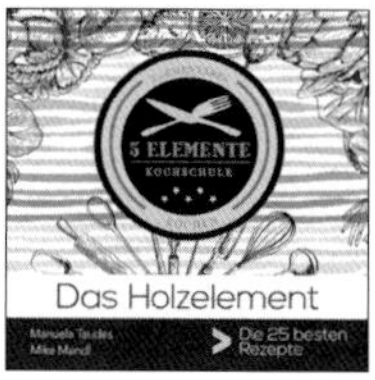

Mike Mandl / Manuela Taudes

Das Holzelement. 5 Elemente Kochschule.
Die 25 besten Rezepte
76 Seiten, Fotos, brosch.
ISBN: 9783903071735
€ 6,90

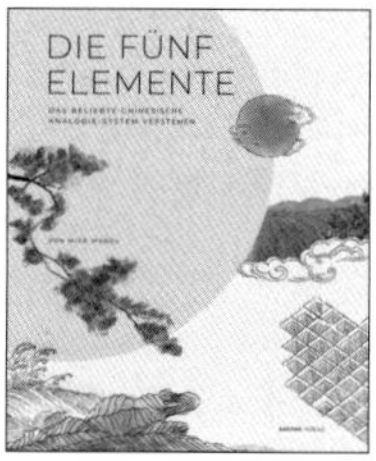

Mike Mandl

Die Fünf Elemente - Das beliebte chinesische Analogie-System verstehen
1. Auflage, 168 Seiten, Abb., gebundene Ausgabe
ISBN: 9783903071988
€ 29,00

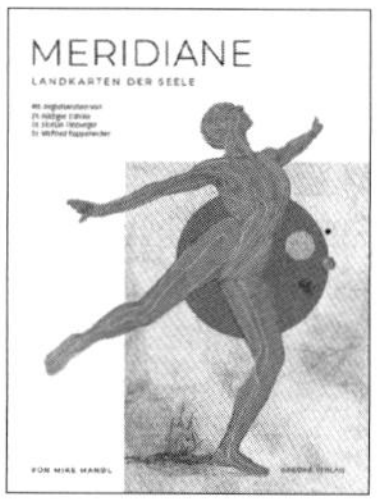

Mike Mandl

Meridiane - Landkarten der Seele
6. Auflage, 272 Seiten, Abb., gebundene Ausgabe
ISBN: 9783903071759
€ 29,00

Alle Titel können direkt beim BACOPA Verlag unter
versand@bacopa.at
oder in jeder gut sortierten Buchhandlung bestellt werden